Abformgenauigkeit mit elastomeren Abformmaterialien
Theoretische und experimentelle Untersuchungen

Von Priv.-Doz. Dr. rer. nat. Hermann Meiners

Mit 52 Abbildungen

Carl Hanser Verlag München Wien 1977

Aus der Poliklinik und Klinik für Zahn-, Mund- und Kieferkrankheiten der Westfälischen Wilhelms-Universität Münster (Direktor: Prof. Dr. Dr. D. Haunfelder)

Als Habilitationsschrift gedruckt mit Unterstützung der Deutschen Forschungsgemeinschaft

CIP – Kurztitelaufnahme der Deutschen Bibliothek

Meiners, Hermann

Abformgenauigkeit mit elastomeren Abformmaterialien: theoret. u. experimentelle Unters. –
1. Aufl. – München, Wien: Hanser, 1977.
    ISBN 3-446-12378-4

Alle Rechte vorbehalten
© 1977 Carl Hanser Verlag München · Wien
Satz: Satz + Repro Pfaff, 8084 Inning.
Printed in Germany

Herrn Prof. Dr. R. Marxkors bin ich zu besonderem Dank verpflichtet
für zahlreiche Diskussionen und die Beratung in klinischen Fragen.

Inhaltsverzeichnis

1. Einleitung 9
2.   Fließeigenschaften 13
2.1.   Viskosität 13
2.1.1. Reinviskose Substanzen 14
2.1.2. Fließanomalien 14
2.1.2.1. Strukturviskosität 15
2.1.2.2. Thixotropie 15
2.1.2.3. Plastizität 16
2.2.   Fließverhalten der Abformmaterialien 16
2.2.1. Einige Zahlenbeispiele und Berechnungen . . . 18
2.2.1.1. Viskosität 18
2.2.1.2. Diskustest 19
2.2.1.3. Strömung in einer Applikationsspritze . . . 21
2.3.   Strömungsverhältnisse bei der Abdrucknahme . . 22

3.   Abbindereaktionen 30
3.1.   Chemie der Abbindereaktionen 31
3.1.1. Polysulfide 32
3.1.2. Silikone 33
3.1.3. Polyäther 34
3.2.   Abbindezeit 35
3.2.1. Definitionen 37
3.2.2. Meßmethoden 39
3.2.2.1. Extrusionsviskosimeter 40
3.2.2.2. Rheometer nach *Wilson* 41
3.2.2.3. Penetrometer 42
3.2.2.4. Rückprallelastizität 44
3.2.3. Diskussion der verschiedenen Methoden . . . 45
3.3.   Mischen 47
3.4.   Meßergebnisse zum Abbindeverhalten 48
3.4.1. Eigene Untersuchungen 48
3.4.2. Diskussion und Vergleich der Ergebnisse . . 51
3.4.2.1. Einfluß der Dosierung 51
3.4.2.2. Einfluß der Temperatur, Aktivierungsenergie . 54
3.5.   Reaktionswärme 58
3.6.   Mischungen verschiedener Abformmaterialien . . 63
3.7.   Haltbarkeit 63

Inhaltsverzeichnis

4.	**Volumenänderungen**	65
4.1.	Freie Volumenänderungen	65
4.2.	Behinderte Volumenänderungen	66
4.3.	Situation bei der Abformung	67
4.3.1.	Auswirkungen auf das Abdrucknegativ	67
4.3.2.	Zug- und Scherspannungen im Abformmaterial	70
4.3.3.	Einfluß des Fließvermögens	71
4.4.	Ursachen der Volumenänderungen	71
4.4.1.	Meßmethoden	72
4.4.2.	Abbindekontraktion	72
4.4.3.	Volumenänderungen während der Lagerung	73
4.4.4.	Thermisch bedingte Volumenänderungen	75
4.4.4.1.	Thermische Expansion während der Verfestigungsphase	75
5.	**Abdruckmethoden**	77
5.1.	Ringabformung	77
5.2.	Ringlose Abformung	77
5.2.1.	Doppelmischtechnik	78
5.2.2.	Sandwichtechnik	78
5.2.3.	Doppelabdruck und Korrekturabdruck	78
5.3.	Druck und Abformung	81
5.4.	Stabilität des Abformlöffels	81
6.	**Literaturübersicht zur Abformgenauigkeit**	83
6.1.	Ringabdrücke	84
6.2.	Ringlose Abformung	84
6.2.1.	Doppelmischtechnik	86
6.2.2.	Korrekturverfahren	87
6.3.	Temperatureffekte	89
6.4.	Klinische Indikation	90
7.	**Oberflächenreproduktion**	91
8.	**Endogene Spannungen**	92
8.1.	Experimenteller Nachweis	92
8.2.	Konsequenzen für die Verarbeitung	95
9.	**Mechanische Eigenschaften der Abformmaterialien nach dem Abbinden**	97
9.1.	Theorie der Gummielastizität	97
9.2.	Viskoelastisches Verhalten	100
9.2.1.	Einfluß der Verformungsgeschwindigkeit	101
9.2.2.	Elastische Effekte im teilvernetzten Material	102

9.3.	Situation beim Abziehen eines Abdruckes	103
9.3.1.	Abzugskräfte	103
9.3.2.	Haftung	105
9.3.3.	Deformation des Abformmaterials	105
9.4.	Meßmethoden und Werte	106
9.4.1.	Bleibende Deformation	106
9.4.2.	Verformbarkeit	107
9.4.2.1.	Zerreißfestigkeit	107
9.4.2.2.	*Shore* – Härte	108
9.4.2.3.	Fließen (Flow)	108
9.5.	Parameter der mechanischen Eigenschaften	108
9.5.1.	Zeitabhängigkeit	108
9.5.2.	Härterkonzentration	109
9.5.3.	Verformungsgeschwindigkeit	109
9.5.4.	Füllstoffgehalt	110
9.5.5.	Schichtdicke	110
10.	**Abdruck und Modell**	111
10.1.	Werkstoffkette	112
10.2.	Zeitpunkt der Modellherstellung	113
10.3.	Thermische Korrektur	113
11.	**Abschließende Bemerkungen**	115
12.	**Literaturverzeichnis**	118

1. Einleitung

In der Zahnheilkunde versteht man unter *Abformung* die Erstellung einer Negativform der Kiefer oder einzelner Partien im Mund. Dieses Negativ wird dann, z.B. durch Ausgießen mit Gipsbrei, in ein positives Modell der abgeformten Bereiche überführt. Mit Hilfe der Modelle können unabhängig vom Patienten die Funktionen des Kauorgans analysiert sowie therapeutische Maßnahmen geplant und durchgeführt werden.
Die Vorteile, wenn nicht gar die Notwendigkeit dieser Verfahrensweise werden offensichtlich, wenn man die räumliche Enge der Mundhöhle bedenkt. Nur auf dem Umweg über Modelle ist es möglich, auch solche Werkstoffe für prothetische Zwecke einzusetzen, deren Formung und Verarbeitung unter Mundbedingungen unmöglich wäre. Die Entwicklung der dentalen Technik hat dazu geführt, daß heute praktisch ausnahmslos der gesamte Zahnersatz (Inlays, Kronen, Brücken, partielle und totale Prothesen) auf dem Modell konzipiert und gestaltet wird (indirekte Technik).
Die zunehmende Erweiterung und Vervollkommnung der technischen Möglichkeiten bei der Anfertigung von Zahnersatz stellte immer höhere Anforderungen an die Übereinstimmung des Arbeitsmodells mit dem Urmodell und damit auch an die Dimensionstreue des Abformnegativs. Die Genauigkeit der Abformung wird bestimmt von den Eigenschaften des zur Abformung benutzten Materials und nicht zuletzt von der angewandten Abformtechnik.
Unabhängig von Material und Technik beruht die Abformung jedoch immer auf dem gleichen Prinzip: Eine zunächst noch plastische, also leicht verformbare Masse wird dem abzuformenden Bereich adaptiert und anschließend durch physikalische oder chemische Veränderungen in einen festeren Zustand überführt, so daß die einmal gegebene Form erhalten bleibt.
Die Abformmasse wird in sogenannten „Löffeln", deren Größe und Form den Verhältnissen in der Mundhöhle angepaßt ist, in den Mund gebracht (Löffelabdruck).
Ihre Verwendung ermöglicht ein einfacheres und gleichmäßigeres Applizieren der zum Teil unter ihrem Eigengewicht fließenden Massen. Von Ausnahmen abgesehen werden das erhärtete Abformmaterial und der Löffel als Einheit aus dem Munde entfernt. In manchen Fällen ist es zweckmäßiger, anstelle eines Gesamtkieferabdruckes die prothetisch zu versorgenden Zahnstümpfe einzeln abzuformen. Dann dient als Materialträger ein Hohlzylinder aus dünnem Kupferblech, dessen Innenumfang möglichst genau dem größten Umfang des präparierten Zahnes entsprechen soll (Kupferringabdruck).
Nach ihren mechanischen Eigenschaften im abgebundenen Zustand unterscheidet man *starre* und *elastische* Abformmaterialien. In beiden Gruppen finden sich Materialien, deren Übergang in den festen Zustand reversibel oder irreversibel ist. Während bei den reversiblen Massen die Verfestigung durch Abkühlung erreicht wird, beruht die Aushärtung der irreversiblen immer auf einer chemischen Reaktion.
Obwohl sich die Bemühungen um den Ersatz verlorener Zähne bis in das frühe Altertum zurückverfolgen lassen, ist die Idee, den Zahnersatz auf einem Modell anzufertigen anstatt durch wiederholtes Anprobieren am Patienten allmählich die richtigen Abmessungen anzustreben, vergleichsweise sehr jung. *Fouchard,* den man als den Autor des ersten systematischen Lehrbuches der Zahnheilkunde (1728) bezeichnet, ist ein Abdruckverfahren noch nicht bekannt (69,101). Die erste Beschreibung eines Wachsabdruckes zur Anferti-

gung eines Gipsmodelles stammt von *Pfaff* aus dem Jahre 1756 (208). Um 1820 wird von *Delabarre* der erste Abdrucklöffel eingeführt und seit etwa 1840 (beschrieben von *Dwinelle*) findet Gips mit geeigneten Beimengungen auch als Abdruckmaterial Verwendung (70,101). Um 1860 wird von *Stent* eine thermoplastische Kombination aus Wachsen, Harzen und Füllstoffen angegeben (165). *Richardson* benutzte 1861 mit Guttapercha bewußt ein elastisches Abformmaterial, um zur Anfertigung partieller Prothesen das Lückengebiß — insbesondere bei stark gekippten Restzähnen — möglichst ohne bleibende Deformationen abformen zu können (101). Eine zufriedenstellende Wiedergabe von Gebieten mit Unterschnitten gelang aber erst nach Einführung der reversiblen Hydrokolloide (1926, *Poller*), denen die Alginate als irreversible Hydrokolloide (1940, *Wilding*) folgten (21).

Vor 20 Jahren wurden die ersten synthetischen Abformmassen mit gummielastischen Eigenschaften eingeführt, die Thiokole (1954) und — wenig später — die Silikone (1955). Ihnen folgte als vorläufig letzte Neuerung ein Material auf Polyätherbasis (1964).

Für spezielle Zwecke, insbesondere bei der Anfertigung partieller und totaler Prothesen, finden auch irreversible Abformmassen auf Acrylat- und Zinkoxyd-Eugenol-Basis Verwendung.

Die Entwicklung genauerer und doch einfach zu verarbeitender Abformmaterialien ging Hand in Hand mit der Verwendung immer neuer Werkstoffe für den Ersatz von Zahnhartsubstanz (Inlays, Kronen) und Zähnen (Brücken und Prothesen).

Insbesondere nach der Nutzbarmachung der Gußtechnik für die zahnärztliche Prothetik mußte bei allen Arbeitsgängen im Werdegang des Gußstückes, also auch schon bei der Abformung, eine hohe Präzision gefordert werden.

Bei Untersuchungen zur Dimensionstreue und Paßgenauigkeit von Abdrucknegativen, Arbeitsmodellen und fertig gegossenem Ersatz wird deshalb im Mikrometerbereich (1 μm = 10^{-3} mm) gemessen. Die Bedeutung dieser Bemühungen um eine so weitgehende Präzision wird verständlich, wenn man bedenkt, daß von der Abformung bis zum Ausarbeiten des gegossenen Teiles mindestens fünf Arbeitsgänge erforderlich sind, bei denen immer wieder Negative der vorausgehenden Form angefertigt werden müssen. Dabei nimmt jeder Arbeitsgang Einfluß auf die Genauigkeit. Bei einer Summation aller Fehler kann dann ohne weiteres eine Dimensionsabweichung zwischen zu versorgendem Zahnstumpf und gegossenem Ersatz von 100 μm und mehr entstehen. Abweichungen dieses Ausmaßes können bei etlichen Patienten bereits nach kurzer Zeit irreparable Schädigungen nicht nur des Parodontiums, sondern des gesamten Kausystems hervorrufen.

Selbst eine auf wenige Mikrometer genau angefertigte Arbeit kann aufgrund geometrischer Gegebenheiten zu nicht tolerierbaren Störungen führen. Das sei am Beispiel einer Krone demonstriert, deren lichter Durchmesser zu klein ist (Abb. 1).

Die Krone läßt sich nicht ganz über den Zahnstumpf schieben, sondern bleibt um einen Betrag Δh oberhalb der ihr zugedachten Position stecken. Dieser Betrag Δh ist immer größer als der Fehlbetrag Δr im lichten Radius, sofern der Präparationswinkel α kleiner als 45° bleibt. Das Verhältnis $\Delta r/\Delta h$ wird umso kleiner, je kleiner der Winkel α wird. Für einen durchaus realistischen Präparationswinkel von 5-6° ist Δh bereits 10 mal größer als Δr. Das bedeutet, daß bei einem um 20 μm zu kleinen Lumendurchmesser (Δr = 10 μm) die Krone um 0,1 mm zu hoch ist. Entsprechend breit wird der Streifen beschliffener Zahnhartsubstanz zwischen Präparationsgrenze und Kronenrand. Wenn die okklusale

1. Einleitung

Störung durch Einschleifen evtl. behoben werden kann, so bleibt doch der mangelhafte Randschluß mit der am ungeschützten Dentin erhöhten Gefahr der Kariesbildung.
Bei schleimhautgelagerten Prothesen sind die Anforderungen bezüglich der Kongruenz zwischen Prothesenbasis und Prothesenlager nicht so hoch wie beim festsitzenden Ersatz, da geringfügige Abweichungen durch die Resilienz der Schleimhaut kompensiert werden können und stärkere Diskrepanzen auch nachträglich noch leicht zu korrigieren sind.
Für die Abformung präparierter Zähne wurden nach Statistiken aus dem Jahre 1972 (60, 156) bereits damals vorwiegend elastomere Abformmaterialien benutzt. Es ist anzunehmen, daß der vor der Einführung der gummielastischen Massen bevorzugte Kupferring-Abdruck mit Thermoplasten inzwischen von den modernen Materialien und Techniken noch weiter verdrängt worden ist.

$$\operatorname{tg}\alpha = \frac{\Delta r}{\Delta h}$$

$$\Delta r = \Delta h \cdot \operatorname{tg}\alpha$$

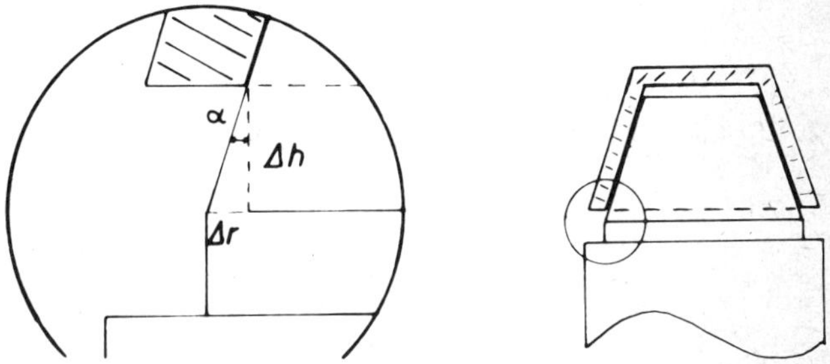

Abb. 1   Fehlpassung und okklusale Diskrepanz einer zu kleinen Gußkrone

Es bedeutet deshalb keine allzugroße Einschränkung, wenn in dieser Arbeit aus dem Gesamtbereich der dentalen Abformtechniken lediglich die Stumpfabformung mit elastomeren Materialien abgehandelt wird. Dabei sollen anhand theoretischer Überlegungen die möglichen Fehlerquellen aufgezeigt und in ihren Auswirkungen mit eigenen und/oder aus der Literatur bekannten Untersuchungen zur Abformgenauigkeit verglichen werden. Wegen der raschen Weiterentwicklung der anfänglich in vielen Eigenschaften noch wenig befriedigenden elastomeren Materialien ist es jedoch nicht möglich, quantitative Vergleiche zwischen älteren und neueren Ergebnissen anzustellen. Dazu kommt, daß die Genauigkeit einer Abformung ganz entscheidend auch von der Abformmethode beeinflußt wird, so daß auch aus diesem Grunde die Zahlenwerte der meisten publizierten Untersuchungen zur Abformgenauigkeit nicht verglichen werden können.
Es ist jedoch Aufgabe dieser Arbeit, die zum Teil sehr widersprüchlichen und in einigen Fällen von den Autoren nicht näher diskutierten Resultate zu erläutern und die Ursache für die von der Erwartung abweichenden Ergebnisse aufzuzeigen.
Ein besonderes Interesse gilt auch den von uns als „endogen" bezeichneten Spannungen, deren Auswirkungen auf die Dimensionstreue des Abdrucknegativs in der Literatur generell unterschätzt, wenn nicht überhaupt übersehen werden.

Die Einheiten der in dieser Arbeit aufgeführten physikalischen Größen entsprechen dem internationalen Einheitssystem SI (67). Tab. 1 enthält die Umrechnungsfaktoren zwischen neuen und alten Einheiten. Zahlenwerte aus der Literatur werden jedoch in jedem Falle mit den im Original benutzten Einheiten angegeben; sind diese veraltet, so folgt in Klammern der in die entsprechende SI-Einheit umgerechnete Wert.

Tabelle 1   SI-Einheiten

Größe	Alte Einheit	Neue Einheit
Kraft	1 kp (Kilopond)	9,806 N (Newton)
Druck	$1\,\frac{kp}{cm^2}$ (at, techn. Atmosphäre)	0,981 bar (Bar) 98100 Pa (Pascal)
Festigkeit, Zug- u. Scherspannung	$1\,\frac{kp}{mm^2}$	$9{,}806\,\frac{N}{mm^2}$
Energie	1 kcal (Kilokalorie)	4,187 kJ (Kilojoule)
Viskosität (dynamische)	1 P (Poise)	0,1 Pa · s (Pascal-Sekunde)

2. Fließeigenschaften

Eine ausreichende Fließfähigkeit ist eine conditio sine qua non für alle Abformmaterialien. Die Kenntnis ihrer Fließeigenschaft ist somit von großer Bedeutung. Die elastomeren Materialien werden entsprechend den verschiedenen Verwendungszwecken nach ihrem Fließverhalten in 3 Klassen, nämlich schwerfließend, weich- und dünnfließend eingeteilt. Die Abgrenzung der einzelnen Klassen ist jedoch nicht sehr scharf und nicht international einheitlich festgelegt (2,27).

2.1. Viskosität

Nicht nur das Einleiten sondern auch das Aufrechterhalten eines Fließvorganges erfordert eine Kraft. Das bedeutet, daß eine fließende Substanz ihrer Bewegung einen Widerstand entgegen setzt. Dieser Widerstand gegen bleibende Formänderungen wird als innere Reibung bezeichnet. Ein Maß für diese physikalische Eigenschaft aller Stoffe, unabhängig von ihrem Aggregatzustand, ist die Viskosität. Gase und Flüssigkeiten sind dadurch gekennzeichnet, daß schon beliebig kleine Kräfte bleibende, also nicht elastische Deformationen verursachen.

Bei einer laminaren Strömung kann man sich die Flüssigkeit in parallele Schichten unterschiedlicher Geschwindigkeit v_i aufgeteilt denken, die aneinander vorbei gleiten. Im geometrisch einfachsten Fall des Plattenversuches (Abb. 2a) sind die Schichten auch eben. In Folge der inneren Reibung übt eine Schicht auf die benachbarte langsamere eine beschleunigende Wirkung aus, während sie umgekehrt auf die angrenzende schnellere Schicht verzögernd wirkt. Um nun das Geschwindigkeitsgefälle dv/dz der Schichten untereinander aufrechtzuerhalten ist in der jeweils schnelleren Schicht eine Kraft K erforderlich, deren Betrag proportional zur Fläche F der Schicht ist und deren Richtung mit der Bewegung übereinstimmt. Diese Kraft muß außerdem umso größer sein, je größer das Geschwindigkeitsgefälle ist. Daraus folgt:

$$K = \eta \cdot F \cdot \frac{dv}{dz} \tag{1}$$

Der Proportionalitätsfaktor η in diesem zuerst von *Newton* gemachten Ansatz (103) heißt Viskosität. Eine tangentiell auf die Fläche F wirkende Kraft K liefert die Schubspannung $\tau = K/F$. Allgemein definiert man die (dynamische) Viskosität als Quotienten aus Schubspannung und Geschwindigkeits- oder Schergefälle:

$$\eta = \frac{K/F}{dv/dz} = \frac{\tau}{S} \tag{2}$$

Mit der Kürzung $S = dv/dz$ für das Schergefälle. Meßeinheit ist die „Pascal-Sekunde"

$$1 \, Pa \cdot s = 1 \, \frac{N \cdot s}{m^2} \quad (= 10 \, Poise)$$

Während bei den Gasen die Viskosität mit der Temperatur steigt (66), nimmt sie bei den Flüssigkeiten als thermisch aktivierter Prozeß mit zunehmender Temperatur stark ab (113).

2.1.1. Reinviskose Substanzen

Eine direkte Proportionalität zwischen Schubspannung τ und Schergefälle S findet sich bei vielen Flüssigkeiten. Für diese Substanzen ist η bei gegebener Temperatur eine Materialkonstante; man spricht von reinviskosen – oder *Newton'schen* Substanzen. Trägt man das Schergefälle S in Abhängigkeit von der Schubspannung τ auf, so ergibt sich eine Gerade (Abb. 2b). Kurven im τ – S – Diagramm heißen Fließkurven.

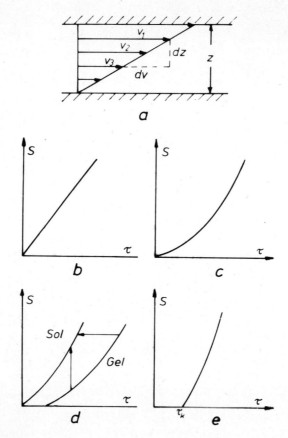

Abb. 2 Fließeigenschaften
a) laminare Strömung zwischen parallelen Platten; Fließkurven von rein viskosen (b), strukturviskosen (c), thixotropen (d) und plastischen (e) Substanzen

2.1.2. Fließanomalien

Ein reinviskoses Verhalten ist jedoch nicht die Regel. Insbesondere bei kolloidalen Lösungen und polymeren Flüssigkeiten besteht zwischen Schubspannung und Schergefälle keine Proportionalität, so daß der Quotient dieser beiden Größen nicht mehr konstant ist, sondern von τ bzw. S abhängt. Die Viskosität η wird somit eine Funktion von τ (73):

$$\eta(\tau) = \frac{\tau}{S} \quad \text{oder} \quad S = f(\tau) \tag{3}$$

2.1. Viskosität

wobei die zweite Gleichung zur Geltung bringt, daß S nun nach einer bestimmten Funktion f von τ abhängt. Die graphische Darstellung im τ – S – Diagramm ist für nicht *Newton'sche* Flüssigkeiten nichtlinear. Von den verschiedenen Ursachen für das nichtlineare Fließverhalten sollen an dieser Stelle nur die für Abformmaterialien bedeutsamen Effekte dargelegt werden.

2.1.2.1. Strukturviskosität

Die Mehrzahl aller nicht reinviskosen Massen weisen eine mit zunehmender Schubspannung abnehmende Viskosität auf. Für sie ist im τ – S – Diagramm eine nach unten durchhängende Fließkurve charakteristisch. Mit zunehmender Schubspannung wird das Schergefälle überproportional größer, der Quotient τ/S (Viskosität) nimmt ab (Abb. 2 c). Eine Ursache für dieses Verhalten kann unter anderen darin bestehen, daß in der untersuchten Substanz anisotrope, also von der Kugelgestalt abweichende Teilchen gelöst sind, die sich unter der Wirkung einer Schubspannung mit ihrer Längsachse in die Strömungsrichtung drehen und dadurch den Strömungswiderstand erniedrigen. Diese Ausrichtung steht in Konkurrenz zur *Brown'schen* Molekularbewegung, die eine statistische Gleichverteilung der Längsachsen auf alle Richtungen bewirkt. Es kommt somit zu einem dynamischen Gleichgewicht für das Verhältnis von orientierten und nichtorientierten Teilchen. Je höher die Scherspannung, desto größer wird der Anteil der ausgerichteten Teilchen, so daß bei hohen Schubspannungen diese Substanzen sich durchaus wieder reinviskos verhalten können als Indiz dafür, daß ein Sättigungsgrad der Parallelausrichtung erreicht ist. Andererseits kann im Bereich sehr kleiner Schubspannungen der Ausrichtungseffekt so gering sein, daß auch hier die Schubspannung dem Schergefälle proportional, also eine Konstante ist.

Ein dem Schema der Abb. 2 c entsprechendes rheologisches Verhalten wird als Strukturviskosität bezeichnet. Strukturviskose Substanzen zeigen im allgemeinen keine ausgeprägte Hysterese, da sich bei einer Veränderung der Schubspannung das dazugehörige Orientierungsgleichgewicht nahezu spontan einstellt.

2.1.2.2. Thixotropie

Das Fließverhalten einer Substanz wird als thixotrop bezeichnet, wenn die Viskosität nicht nur mit zunehmender Schubspannung, sondern auch mit der Dauer der Einwirkung bei gegebener Schubspannung abnimmt. Die durch eine Scherbeanspruchung hervorgerufenen und die Viskosität erniedrigenden Veränderungen in der Substanz stellen sich, anders als im Fall der Strukturviskosität, nur langsam im Verlauf einer längeren Zeitspanne ein. Ursache dieses Effektes sind Anziehungskräfte von Partikeln untereinander, die zu einem Gerüstaufbau in der Substanz führen. Unter der Wirkung von Schubspannungen werden diese Gerüste teilweise zerstört. Der Grad der Zerstörung hängt ab von den Bindungskräften im Gerüst, von der Scherbeanspruchung und – anfänglich – von der Dauer der Beanspruchung (183). Der Endwert der Viskosität ist erreicht, wenn sich das Gleichgewicht eingestellt hat (Sol-Zustand). Thixotrope Substanzen können regenerieren. Nach einer ausreichenden Zeit der Ruhe zeigen sie wieder den Anfangswert der Viskosität (Gel-Zustand).

Thixotrope Substanzen sind immer auch strukturviskos. Anfangs- und Endwerte der Viskosität hängen ab von der angelegten Schubspannung; je höher die Spannung, desto ge-

ringer sind diese Werte. Verbindet man im $\tau - S$ - Diagramm die bei verschiedenen konstanten Schubspannungen (Schergefällen) gemessenen Anfangs- und Endwerte des Schergefälles (der Schubspannung), so resultieren zwei Fließkurven (Abb. 2 d). Die Pfeile in der Abbildung sind ein Maß für den „thixotropen Zusammenbruch": der waagerechte Pfeil kennzeichnet die zeitliche Abnahme der Schubspannung bei konstantem Schergefälle (z.B. bei der Messung mit einem Rotationsviskosimeter), der senkrechte Pfeil zeigt die Zunahme des Schergefälles bei konstanter Schubspannung (z.B. im Plattenversuch). Die für den Zusammenbruch erforderlichen Scherzeiten sind in den meisten Fällen in der Größenordnung Minuten (73); sie hängen ebenfalls von den Scherbedingungen $(\tau; S)$ ab.
Da auch die Regeneration längere Zeiten erfordert, zeigen thixotrope Stoffe eine deutliche Hysterese: die während zunehmender Schubspannung gemessenen Werte des Schergefälles liegen niedriger als die bei abnehmender Spannung gemessenen.
Strukturviskosität und Thixotropie sind somit nicht grundsätzlich verschiedene rheologische Erscheinungen, sofern als Unterscheidungsmerkmal lediglich die Abbau- und Regenerationsgeschwindigkeit der die innere Reibung fördernden Effekte herangezogen wird (73).

2.1.2.3. Plastizität

Eine Substanz heißt plastisch, wenn sie bei kleinen Schubspannungen nur elastisch, also nicht bleibend deformiert wird. Ein Fließen setzt erst ein bei einer kritischen, als Fließgrenze bezeichneten Schubspannung τ_k (Abb. 2 e). Plastische Substanzen verhalten sich also wie Festkörper: neben der Volumenelastizität bei Kompression, die allen Stoffen unabhängig vom Aggregatzustand eigen ist, weisen sie auch eine Formelastizität auf. Vom Standpunkt der Rheologie sind alle Festkörper plastische Substanzen.
Eine Fließgrenze kann entstehen, eine Flüssigkeit also plastisch werden, wenn z.B. der Feststoffgehalt in einer Suspension einen kritischen Wert übersteigt. Auf Grund der Wechselwirkungskräfte der Partikel untereinander können sich dann Strukturen mit elastischen Eigenschaften bilden, die der Suspension Feststoffcharakter verleihen. Die niedrigen Werte der Fließgrenze erklären sich in solchen Fällen durch die geringe Festigkeit der Strukturen, die auf das Fehlen direkter Bindungen der Partikel untereinander zurückzuführen ist. Aus dem Gesagten wird verständlich, daß thixotrope Substanzen im regenerierten Zustand fast immer auch eine Fließgrenze aufweisen, also zumindest im Anfangsstadium auch plastisch sind (vgl. Abb. 2 d).

2.2. Fließverhalten der Abformmaterialien

Elastomere Abformmaterialien stehen mit einem großen Variationsbereich bezüglich ihrer Fließfähigkeit zur Verfügung, die z.B. bei den Silikonen von dünnfließend bis knetbar reicht. Das Fließverhalten wird bestimmt in erster Linie durch den Anteil an Füllmaterialien, die den in reiner Form meist ölartigen Polysiloxanen und Polysulfiden zugesetzt werden. Bei den Füllmaterialien handelt es sich um anorganische Substanzen, wie z.B. SiO_2, $CaCO_3$ (59) und $CaSO_4$ bei den Silikonen oder TiO_2 (13), ZnO, $CaSO_4$ und PbO_2 (41) bei Polysulfidmassen.
Für die Fließeigenschaften ist es von Bedeutung, daß die Füllmasse möglichst feinkörnig ist (das Abformmaterial soll nicht knirschen!). Zur besseren Benetzung werden insbeson-

2.2. Fließverhalten der Abformmaterialien

dere bei hochgefüllten Materialien sog. Verteileröle zugesetzt. Derartige oberflächenaktive Substanzen bewirken im allgemeinen auch eine Verminderung oder gar Ausschaltung von thixotropen Effekten, da sie die Anziehungskräfte der Partikel untereinander abschirmen (73). Spezielle Stoffe zur Steigerung der Fließfähigkeit werden oder wurden zumindest ebenfalls zugesetzt, so z.B. Toluol (38). Eine weitere Möglichkeit zur Beeinflussung der Viskosität besteht in der Variation des mittleren Molekülgewichtes der Grundsubstanz, also der Länge der Makromoleküle.

Bei den in der Zahnheilkunde verwendeten Materialien auf Polyätherbasis ist das Füllmaterial ein nicht näher bezeichnetes Silikat. Dieses Abformmaterial wird mit einem Verdünner geliefert, der zur Erhöhung der Fließfähigkeit wahlweise zugemischt werden kann (16).

Im Zusammenhang mit der Fließfähigkeit ist häufig von der „Konsistenz" einer Masse die Rede, in Anlehnung an den in der englischsprachigen Literatur üblichen Begriff „Consistency" = Festigkeit. Im Deutschen steht das Wort „Konsistenz" jedoch für Beschaffenheit (19), es ist somit für sich allein genommen wertneutral und gewinnt erst im Zusammenhang mit einem Adjektiv, z.B. dünnfließende Konsistenz oder spröde Konsistenz, einen charakterisierenden Aussagewert. In Diskussionen, aber auch in der Literatur wird das Wort „Konsistenz" als Synonym für Fließeigenschaft benutzt, wobei dann häufig offenbleibt, ob es nun für Viskosität oder die zur inneren Reibung reziproke Eigenschaft Fließfähigkeit steht. Der Begriff Konsistenz beinhaltet zumindest im Deutschen keine physikalische Definition; in einschlägigen Lexika (52,143) ist er nicht aufgeführt. So lange eine solche Definition nicht vereinbart und allgemein anerkannt ist, sind Bezeichnungen des allgemeinen Sprachgebrauches zur Beschreibung von physikalischen Eigenschaften untauglich.

Untersuchungen zum Fließverhalten der elastomeren Abformmaterialien werden im allgemeinen mit der nicht angemischten Grundmasse durchgeführt; denn nur in dieser Phase sind einfache und gut reproduzierbare Untersuchungen möglich. Da jedoch, auch nach eigener Erfahrung, einerseits die Zugabe einer Härtesubstanz zur Grundsubstanz deren Viskosität praktisch unverändert läßt (38,131) und andererseits der Viskositätsanstieg aufgrund der Abbindereaktionen etwa in den ersten 90 Sekunden nach Mischbeginn häufig nur gering ist, ist zumindest in erster Näherung die Fließeigenschaft einer Abformmasse im unangemischten Zustand vergleichbar mit den eigentlich interessierenden Werten im mutmaßlichen Zeitpunkt der Abdrucknahme. Diese Aussag gilt insbesondere für die leichtfließenden Materialien auf Silikonbasis (12). Auf die durch die Abbindereaktion verursachten Viskositätsänderungen wird in einem späteren Kapitel noch ausführlich eingegangen werden.

Wie nicht anders zu erwarten, zeigen die meisten elastomeren Abformmassen als makromolekulare Flüssigkeiten, in denen zudem noch mehr oder weniger große Anteile von Füllstoffen suspendiert sind, Fließanomalien (38, 63, 76, 122, 163, 165). Die jeweiligen Fließkurven im $\tau - S$ - Diagramm verlaufen mit zunehmendem τ steiler, haben also den für strukturviskose Substanzen charakteristischen Verlauf (Abb. 2 c). *Rehberg* (163, 165) schreibt den Abformmassen auch thixotrope Eigenschaften zu, beruft sich dabei jedoch nicht ausdrücklich auf Messungen. *Braden* fand bei seinen Untersuchungen an Polysulfiden (13), Silikonen (12) und Polyäther (16) keine Zeitabhängigkeit der Viskosität und somit keinen Hinweis auf ein thixotropes Verhalten. Dennoch erscheint auch die Anwendung des Begriffes Thixotropie auf die Abformmaterialien sinnvoll, weil damit die Ursache ihres rheologischen Verhaltens angedeutet wird. Bei diesen Massen handelt es sich um hochpolymere „Schmelzen" und nicht um Lösungen, so daß eine Wechselwirkung der Makromoleküle anzunehmen ist. Das scheinbare Fehlen von Zeiteffekten wäre dann bedingt durch die unzureichende Meßgenauigkeit: die Zeiteffekte können in vielen Fällen in Zeitbereichen von 0,1 s und weniger ablaufen (183).

Die Strukturviskosität ist umso deutlicher ausgeprägt, der anfängliche Viskositätsabfall also umso stärker, je höher der Anteil an Füllmaterialien in der Masse ist. Folgerichtig können sehr dünnfließende Silikonmassen sich wie *Newton'sche* Flüssigkeiten verhalten (12, 63). Bei Schergefällen oberhalb von 4 s^{-1} verhielten sich dagegen alle von *Braden* (12) untersuchten Massen praktisch rein viskos.

Wegen der hohen Viskosität bei kleinen Schubspannungen neigen strukturviskose Massen weniger zum Fließen unter Eigengewicht, so lange die Mengen klein sind. Dies ist von Vorteil für die Handhabung der Massen in der Zeit zwischen Mischende und Abdrucknahme; sie lassen sich einigermaßen gut häufen und fließen nicht so schnell vom Löffel oder durch die Löffelperforation. Andererseits sind größere Kräfte erforderlich, um bei der Abdrucknahme oder in einer Spritze das Fließen in Gang zu setzen.

2.2.1. Einige Zahlenbeispiele und Berechnungen

2.2.1.1. Viskosität

Die Viskositäten der Elastomere liegen zwischen 8 Pa · s (= 80 Poise) bei den dünnfließenden Massen und 100 − 300 Pa · s bei den weichen (165). In der Literatur fehlen häufig nähere Angaben zu den Meßbedingungen, wie z. B. über die Größe des Schergefälles. Im Rahmen eigener Viskositätsmessungen (131) ergaben sich für die untersuchten Massen im nicht angemischten Zustand die Werte der Tab. 2. Die Messungen wurden an Materialien unterschiedlicher Temperatur durchgeführt.

Tabelle 2 Viskosität einiger Elastomere

	4°C	21°C	30°C
Xantopren − blau	8 Pas	8 Pas	8 Pas
Lastic − ultrafeinst	11,2 Pas	11,2 Pas	11,2 Pas
Permlastic (light)	210 Pas	46,5 Pas	29 Pas
Impregum	−	140 Pas	100 Pas

Während die beiden ersten Materialien auf Silikonbasis im untersuchten Intervall keine Temperaturabhängigkeit der Viskosität zeigen, ist bei dem Polysulfid (Permlastic) und dem Polyäther (Impregum) diese Abhängigkeit stark ausgeprägt. Impregum ist bei 4°C praktisch erstarrt. Das Schergefälle des benutzten Rotationsviskosimeters betrug in allen Fälle ca. 20 s^{-1}. Die von *Hofmann* (87) angegebenen Werte der Größenordnung von 10^5-10^7 Poise (10^4-10^6 Pa · s) für dünn- bis mittelfließende Materialien sind auch dann noch um einen Faktor 10−100 zu groß, wenn sie irrtümlich in Poise an Stelle von Centipoise angegeben wurden.

2.2. Fließverhalten der Abformmaterialien

2.2.1.2. Diskustest

Nach den verschiedenen Spezifikationen (2, 27, 47) wird die Fließfähigkeit von Materialien mit dem sog. Diskustest geprüft. Dabei wird ein definiertes Volumen – z.B. 0,5 cm^3 – zwischen 2 planparallelen Glasplatten mit vorgegebener Kraft, deren Größe den drei Viskositätsklassen angepaßt sein kann, zu einem Diskus gequetscht, dessen Durchmesser dann als Maß für die Fließfähigkeit dient. Dieser Test wird grundsätzlich mit angemischten Massen durchgeführt. Das Aufdrücken der zweiten Glasplatte erfolgt zu einem festgelegten Zeitpunkt nach Mischbeginn, z.B. 2 min. Die Belastung wird je nach Vorschrift für eine kurze Zeit, etwa 5 s (2, 229), oder aber während der gesamten Abbindezeit (27, 47, 106, 146) aufrecht erhalten. Der Test erfaßt somit evtl. Verdünnungseffekte durch die Härterzugabe und insbesondere auch den Viskositätsanstieg aufgrund des Vernetzungsbeginns nach dem Anmischen. Dieses Prüfverfahren, das auch Bestandteil anderer Spezifikationen, z.B. für Dentalzemente (47, 151) ist, zeichnet sich aus durch seine einfache Durchführbarkeit, ein für Standardtests nicht zu unterschätzender Vorteil.

Der Diskustest ist dem Plattenviskosimeter nachempfunden, das bei hochviskosen Stoffen mit Viskositätswerten zwischen 10^3 und 10^8 Pa · s Anwendung findet, wenn also der Einsatz der genaueren Rotations- und Konusviskosimeter unzweckmäßig oder unmöglich wird. Die Meßzeiten bei Plattenviskosimetern können sich über mehrere Stunden erstrecken. Der mathematische Aufwand zur Beschreibung der Fließvorgänge beim Diskustest bleibt nur dann relativ gering, wenn bestimmte, die Rechnung vereinfachende Voraussetzungen gemacht werden. *Freudenthal* (58) gibt eine Methode an, die es gestattet, die räumliche und zeitliche Verteilung der Fließgeschwindigkeit in einer zähplastischen Masse zwischen zwei unendlichen, planparallelen Platten zu ermitteln, wenn sich die Platten mit konstanter Geschwindigkeit aufeinander zubewegen. Dabei wird sowohl die radiale als auch die axiale Strömungsrichtung berücksichtigt.

Der von *Diennes* und *Klemm* (28) angegebene Ansatz vernachlässigt die axiale Geschwindigkeitskomponente. Die Autoren geben eine Bewegungsgleichung für die obere (sinkende) Platte an. Wegen der gemachten Vernachlässigung kann die Gleichung jedoch nur angewendet werden, wenn das Verhältnis von Diskusdurchmesser und -dicke den Wert 20 nicht unterschreitet. Ausgehend von Festkörperberechnungen kommt *Gent* (64) zu einer Gleichung, die auch für hohe, schlanke Prüfzylinder gilt und die Formel nach *Diennes* als Sonderfall enthält. Alle theoretischen Betrachtungen gehen von der Voraussetzung aus, daß die Prüfsubstanzen an den Plattenwänden nicht gleiten, daß also die Radialkomponente v$_r$ der Fließgeschwindigkeit in der Grenzfläche Platte/Substanz verschwindet.

Die Gleichungen geben einen Zusammenhang zwischen dem Volumen V und der Viskosität η der Testmasse und dem in der Zeit t von h$_0$ auf h verringerten Plattenabstand (Diskusdicke) unter der Wirkung der Kraft K (28, 64):

$$\frac{K \cdot t}{3 \eta \cdot V} = \frac{V}{8 \pi} \left(\frac{1}{h^4} - \frac{1}{h_0^4} \right) + \left(\frac{1}{h} - \frac{1}{h_0} \right) \qquad (4)$$

Zur Bestimmung der Viskosität wird der Plattenabstand als Funktion der Zeit gemessen. Nach den Spezifikationen soll der Diskusdurchmesser D vermessen werden: Dann ist der

Plattenabstand h durch den Diskusdurchmesser D zu ersetzen mit Hilfe der Gleichung für das konstante Volumen V der Prüfsubstanz:

$$4\,V = \pi \cdot D^2 \cdot h \tag{5}$$

Unter Vernachlässigung von D_0^8 und D^2 gegen D^8 ergibt sich aus Gleichung 4 die Beziehung:

$$\eta \simeq \frac{2048 \cdot K \cdot V^2 \cdot t}{3\,\eta^3 \cdot D^8} \tag{6}$$

In diesem Ausdruck erscheint die Belastungszeit t; sie ist in den Spezifikationsentwürfen (27, 100) mit 5 s vorgeschrieben. Bei einer Belastung mit 1,5 kg entsprechend einer Kraft K = 1,5 · 9,81 N liefert Gleichung 6 mit V = 0,5 cm³ die in Tab. 3 aufgeführten Wertepaare zwischen Viskosität und Diskusdurchmesser.

Tabelle 3   Viskosität und Schergefälle beim Diskustest

Viskosität (Pa · s)	10	50	100	150	300
Diskusdurchmesser (cm)	5	4,3	3,8	3,6	3,3
Schergefälle (s^{-1})	200	40	20	13	6,7

Aus dem von *Diennes* u. *Klemm* (28) angegebenen Gleichungssystem läßt sich unter Verwendung ihrer Gleichungen 5, 10 und 11 durch geeignetes Integrieren, Differenzieren und Einsetzen ein Ausdruck für das Schergefälle im Diskus während des Testes finden:

$$S = \frac{dv_r}{dz} = \frac{32\,r\,(2z - h) \cdot K}{\pi \cdot \eta \cdot D^4} \tag{7}$$

Hier ist z die vertikale Koordinate und identisch mit der negativen Bewegungsrichtung der oberen Platte, h die momentane Diskusdicke (Plattenabstand) und D der zugehörige Diskusdurchmesser; $r \leq D/2$ ist ein beliebiger Abstand von der Diskusachse. Nach Gleichung 7 existiert das maximale Schergefälle in den Grenzflächen Platte/Substanz (z = O untere Platte; z = h obere Platte) an der jeweiligen Peripherie des Diskus (r = D/2). Die Zeit ist in Gleichung 7 implizit enthalten: die Werte für h und damit für D sind zeitabhängig. Ersetzt man den Quotienten K/η mit Hilfe der Gleichung 6 so ergibt sich auch eine explizite Zeitabhängigkeit. Das Schergefälle ist umgekehrt proportional zum jeweils erreichten Diskusdurchmesser D und somit zu Versuchsbeginn am größten. Mit fortschreitender Quetschung nimmt es ab. Die Tabelle 3 enthält nach Gleichung 7 berechnete Werte des Schergefälles in der Grenzfläche Platte/Prüfsubstanz in der Peripherie des Diskus unter der Annahme, daß dessen Durchmesser D gerade den Wert 3 cm erreicht hat. Der zugehörige Wert für den Plattenabstand ist h = 0,071 cm. Die Bedingung D/h > 20 ist somit erfüllt. Es ist zu beachten, daß diese Angaben Maximalwerte für den betreffenden Diskus sind.

2.2. Fließverhalten

Ein Nachteil der Plattenviskosimetrie ist, daß, wie Gleichung 7 erkennen läßt, die Scherbeanspruchung während des Versuches nicht konstant gehalten werden kann. Fließanomalien werden somit nicht erfaßt. Alle Berechnungen gelten dementsprechend für die Massen mit *Newton'schem* Fließverhalten.

Zur Viskositätsbestimmung von Abformmassen erscheint der Diskustest deshalb wenig geeignet. Dazu kommt, daß die Fließfähigkeit dieser Massen für dieses Verfahren relativ hoch, die Sinkgeschwindigkeit der belasteten Platte somit groß ist. Daraus resultiert eine beachtliche Meßungenauigkeit für den Plattenabstand h als Funktion der Zeit. Da h mit der 4. Potenz in die Gleichung 4 eingeht, wirkt sich ein Fehler für diese Größe besonders stark aus. *Braden* (14) hat Viskositätsmessungen an nicht angemischten Abformmaterialien sowohl mit dem Diskus- als auch mit einem Konusviskosimeter durchgeführt und die Werte gegenübergestellt. Die Abweichungen sind zum Teil beträchtlich; die beste Übereinstimmung ergibt sich für ein Material mit reinviskosem Fließverhalten.

Der Diskustest ist jedoch auch als rein qualitativer Fließfähigkeitstest, ohne weitere rechnerische Auswertung, umstritten (140). Insbesondere wird bemängelt, daß das Aufsetzen der oberen Platte immer zur gleichen Zeit, gerechnet vom Mischbeginn, erfolgen soll; die verschiedenen Materialien können unterschiedliche Abbindegeschwindigkeiten aufweisen, so daß ihre Prüfung in unterschiedlichen Phasen ihres Vulkanisationsprozesses beginnt (54, 186). Wird die Belastung — wie z.B. in Specification No. 19 der ADA (2) vorgeschrieben — während der gesamten Abbindezeit aufrecht erhalten, so hat auch die Abbindegeschwindigkeit einen Einfluß auf das Ergebnis: „langsame" Materialien werden zu einem größeren Diskus gequetscht. Die Resultate sind nur mit einem gewissen Aufwand einigermaßen reproduzierbar. Eine Konditionierung der Glasplattenoberfläche z.B. durch Silikonöl täuscht eine geringere Viskosität der Testmasse vor (54, 56), da die Voraussetzung $v_r = 0$ in der Grenzschicht für die geprüfte Masse nicht erfüllt ist. Nur das Öl haftet und in der Ölschicht entsteht zwischen Platte und Masse wegen der kleineren Viskosität ein hohes Schergefälle (Schmiermitteleffekt).

Der Einfluß der Temperatur auf die Fließfähigkeit der angemischten Massen ist nicht eindeutig. Die bei Temperaturerhöhung zu erwartende Viskositätsabnahme wird überlagert und schließlich überkompensiert auf Grund der bei höheren Temperaturen beschleunigt ablaufenden Abbindereaktion (56, 106).

2.2.1.3. Strömung in einer Applikationsspritze

Die Strömungsverhältnisse in der Düse einer Applikationsspritze können exakt berechnet werden. Für die Geschwindigkeitsverteilung einer laminaren Strömung in einem zylindrischen Rohr als Funktion des Abstandes r von der Rohrachse (103) gilt:

$$v = \frac{p_1 - p_0}{4 \eta \cdot l} \cdot \left(a^2 - r^2 \right) \tag{8}$$

p_1 und p_0 sind die Drucke an der Eintritts- bzw. der Austrittsöffnung des Rohres, l ist die Rohrlänge, a der Radius und η die Viskosität der strömenden Flüssigkeit. Das Schergefälle S als Funktion von r ist:

$$S = \frac{dv}{dr} = \frac{p_1 - p_0}{2 \eta \cdot l} \cdot r \tag{9}$$

An der Wandung (r = a) ist das Schergefälle maximal und verschwindet in der Rohrachse (r = o). Nach dem *Hagen-Poiseuille'schen* Gesetz berechnet sich das pro Zeiteinheit aus dem Rohr ausströmende Volumen Q:

$$Q = \frac{\pi \cdot (p_1 - p_0) \cdot a^4}{8 \eta \cdot l} \tag{10}$$

Einsetzen in die Gleichung 9 ergibt:

$$S = \frac{4 \cdot Q}{\pi \cdot a^4} \cdot r \tag{11}$$

Bei einer in Versuchen mit dünnfließenden Massen als realistisch ermittelten Ausflußmenge von ca. 0,05 cm^3/s ergibt sich in einer Düse von 0,1 cm lichtem Durchmesser im Abstand r = 0,025 cm von der Achse ein Schergefälle von

$$S = 250 \text{ s}^{-1}$$

Die maximale Strömungsgeschwindigkeit in der Düsenachse (r = O) ist bei der erwähnten Ausflußgeschwindigkeit mit Hilfe der Gleichungen 8 und 10 zu berechnen:

$$v_{max} = \frac{2Q}{\pi \cdot a^4} (a^2 - r^2) = \frac{2Q}{\pi \cdot a^2} = 12{,}7 \text{ cm/s} \tag{12}$$

Die von *Braden* (14) zitierte Formel zur Berechnung des Schergefälles in einem zylindrischen Rohr ist falsch; die danach errechneten Werte sind um etwa 2 Zehnerpotenzen zu klein.

Wie erwähnt, gelten die benutzten Gleichungen nur unter der Voraussetzung einer laminaren, also nicht turbulenten Strömung. Ein Kriterium, ob laminare oder turbulente Strömung vorliegt, ist der Wert der *Reynold'schen* Zahl R. Sie berechnet sich für kreisförmige Rohre mit dem Radius a nach

$$R = \frac{2 \varsigma \cdot a \cdot v}{\eta} \tag{13}$$

mit ς = Dichte, v = Geschwindigkeit und η = Viskosität der strömenden Flüssigkeit. Es gelingt nicht, für R-Werte unter 1200 turbulente Strömungen zu erzeugen (103). Für ein dünnfließendes Abformmaterial der Viskosität η = 10 Pa · s und der Dichte ς = 1 gr/cm^3 ergibt sich für die *Reynold'sche* Zahl in der Düse R = 0,013. Die Strömung ist also laminar.

2.3. Strömungsverhältnisse bei der Abdrucknahme

Bei jeder Abformung ist ein gewisser Kraftaufwand erforderlich, der einerseits von der Viskosität des Abformmaterials und andererseits vom geometrisch bedingten Strömungswiderstand, d.h. von den Abflußmöglichkeiten bestimmt wird. Dabei überwiegt der Abflußwiderstand bei weitem den beim bloßen Eindringen bzw. Eintauchen von Zähnen und Kiefer zu überwindenen Verformungswiderstand der Flüssigkeit. Der Strömungswiderstand zwischen parallelen Wänden wächst umgekehrt zur 3. Potenz des lichten Abstandes a der

2.3. Strömungsverhältnisse bei der Abdrucknahme

Wände; je kleiner der bei der Abformung benutzte Löffel, je enger also der Raum zwischen abzuformendem Kiefer und Löffelwand, desto größer ist der Kraftaufwand bis zur endgültigen Plazierung des Löffels. Besonders gravierend wird der Effekt, wenn zur Abformung individuelle, den abzuformenden Gegenstand schon weitgehend angepaßte Löffel verwendet werden. Der Extremfall ist gegeben beim Korrekturabdruck. Hier ist der Erstabdruck in manchen Bereichen bereits so genau passend, daß beim Zweitabdruck das dünnfließende Material in Schichtdicken der Größenordnung 0,05 mm ausgepreßt wird.

Durch die Krafteinwirkung auf die Löffelunterfläche entsteht in der Abformmasse (Flüssigkeit) ein ortsabhängiger Druck, der ein Fließen in Richtung des Druckgefälles verursacht. Die Fließrate, also die pro Zeiteinheit durch einen Querschnitt tretende Menge, ist dem Druckgefälle proportional. Es ist somit sinnvoll, an Stelle der wirkenden Kräfte im folgenden Werte für den erzeugten Druck anzugeben. Die Tatsache, daß bei einer größeren abzuformenden Fläche auch größere Kräfte erforderlich sind, spielt bei dieser Vereinbarung eine untergeordnete Rolle, da bei diesen Abformvorgängen nicht generell eine Proportionalität zwischen Kraft und Fläche besteht. So wird bei Verwendung des nächstgrößeren Löffels auch eine größere Fläche des Kiefers abgeformt. Wegen der günstigeren Abflußmöglichkeit ist aber die erforderliche Kraft bei der Abdrucknahme kleiner als bei der Verwendung des kleinen Löffels. Wird dagegen an Stelle der ganzen Zahnreihe nur ein Quadrant abgeformt, so ist die auf dem Halblöffel aufzuwendende Kraft kleiner als beim Gesamtabdruck, wobei jedoch auch in diesem Falle eine einfache Halbierung evtl. nur in erster Näherung zutreffen würde.

Nach *Berker* (8) gilt für das Druckgefälle in einer zwischen zwei axialen Zylinderwandungen der Höhe h strömenden Flüssigkeit der Viskosität η (vgl. Abb. 3):

$$\frac{p_2 - p_1}{h} = \frac{6\,Q\cdot\eta}{\pi\cdot r\cdot a^3} \tag{14}$$

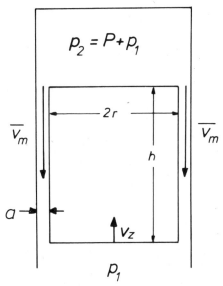

Abb. 3   Strömung zwischen koaxialen Zylinderwänden

vorausgesetzt, daß die Spaltbreite a klein ist gegen den Radius r des inneren Zylinders. Das pro Zeiteinheit an der Niederdruckseite (p_1) austretende Flüssigkeitsvolumen Q ist gleich dem Produkt aus Spaltquerschnitt (senkrecht zur Zylinderachse) und der mittleren Strömungsgeschwindigkeit $\bar{v}_m$ im Spalt:

$$Q = 2\pi \cdot r \cdot a \cdot \bar{v}_m \tag{15}$$

Wird der Druck p_2 dadurch erzeugt, daß der innere Zylinder mit der Geschwindigkeit v_z wie ein Kolben in den äußeren, an der Hochdruckseite geschlossenen Zylinder gedrückt wird, so ist das von ihm in der Zeiteinheit verdrängte Volumen identisch mit Q:

$$Q = \frac{\Delta V}{dt} = \pi \cdot r^2 \cdot v_z \tag{16}$$

Da sich nun die innere Zylinderwand der Strömungsrichtung entgegengesetzt bewegt, wird das im Falle zueinander ruhender Wände parabolische Profil der Geschwindigkeitsverteilung in der strömenden Flüssigkeit verändert (Abb. 4). Diese Änderung ist jedoch vernachlässigbar, wenn gilt:

$$\frac{v_z}{\bar{v}_m} = \frac{2a}{r} \ll 1 \tag{17}$$

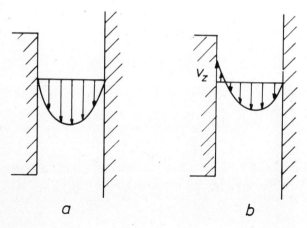

Abb. 4   Strömungsprofil zwischen zueinander ruhenden (a) und gegeneinander bewegten Wänden (b)

Das ist auf Grund der Voraussetzung erfüllt. Einsetzen von Gl. (16) in Gl. (14) liefert:

$$p_2 - p_1 = P = \frac{6 r \cdot \eta \cdot h \cdot v_z}{a^3} \tag{18}$$

Die Druckdifferenz $p_2 - p_1$ ist gleich dem durch die Stempelwirkung des inneren Zylinders erzeugten hydrostatischen Überdruck P im äußeren Zylinder gesetzt (p_1 ist der Atmosphärendruck). Mit Hilfe dieser Gleichung, die den Zusammenhang liefert zwischen Druckaufwand, Viskosität und Geometrie des durchströmten Spaltes, lassen sich die Vor-

2.3. Strömungsverhältnisse bei der Abdrucknahme

gänge bei der Abdrucknahme, speziell unter den Bedingungen des Korrekturabdruckes, abschätzen. Zunächst ist in Abb. 5 unter Benutzung der Werte η = 10 Pa · s (dünnfließende Abformmasse), r = 0,3 cm und h = 0,5 cm (Phantomstumpf) der erforderliche Stempeldruck P in Abhängigkeit von der Vorschubgeschwindigkeit v_z für verschiedene Spaltweiten a aufgetragen; mit abnehmender Spaltbreite verlaufen die Geraden außerordentlich steil.

Die wenigen in der Literatur bekannten Messungen des Druck- bzw. Kraftaufwandes bei dentalen Abformungen lassen nur den qualitativen Einfluß von Fließfähigkeit, Abflußmöglichkeit (verschiedene Löffel- und Ringgrößen) (29, 40, 57, 186, 188) und „Eindrückgeschwindigkeit" (186) erkennen. Für den Korrekturabdruck werden Werte zwischen 0,16 und 0,3 (29) bzw. 0,8 und 1,1 Kp/cm² (57) (1 Kp/cm² $\simeq$ 1 Bar) und mindestens 65 cm Hg-Säule $\simeq$ 0,85 Bar (40) angegeben. Die von *Schwickerath* (186) dargestellte Abhängigkeit zwischen Kraft und Abformgeschwindigkeit läßt leider keine Berechnung von Druckwerten zu, da die Flächengrößen nicht genannt sind; als realistische Abformgeschwindigkeit wird v_z = 0,2 cm/s angegeben. *Finger* (48) benutzt bei seinem standardisierten Abdruckverfahren eine Geschwindigkeit von 0,3 cm/s.

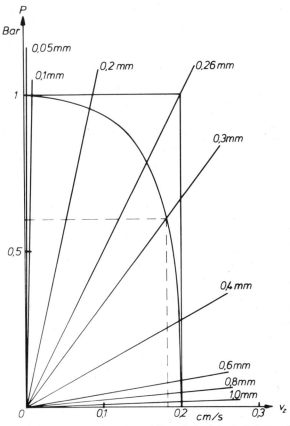

Abb. 5 Zusammenhang zwischen Stempeldruck P und Vorschubgeschwindigkeit v_z für verschiedene Spaltbreiten

Präparierte Zahnstümpfe haben im allgemeinen die Form von Konusstümpfen mit Öffnungswinkeln α zwischen 15° und 60° (Abb. 6).

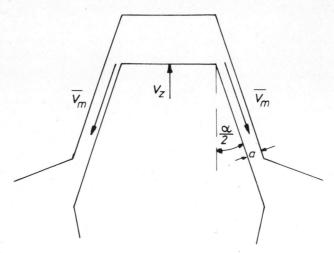

Abb. 6   Spaltverengung beim Vorschub eines konischen Stempels

Anders als beim Vorschub des Zylinders (Abb. 3) wird durch das Vordringen eines Kegelstumpfes in das Lumen des Erstabdruckes die Breite a des Abflußspaltes zunehmend kleiner. Damit ist wieder das Problem der Quetschung (Diskustest) gegeben, das hier durch die gleichzeitige Vorschubbewegung der einen Wand noch zusätzlich kompliziert wird. Zur Aufrechterhaltung einer konstanten Vorschubgeschwindigkeit steigt dann der erforderliche Druck sehr schnell an. Wenn man Gleichung 18 in erster Näherung auch für dieses Problem anwendet, erfolgt der Druckanstieg proportional zur 3. Potenz der Zeit, da a proportional zu v_z abnimmt (vgl. Abb. 6) nach der Beziehung

$$-\frac{da}{dt} = v_z \cdot \sin \alpha \qquad (19)$$

Bei Korrekturabdrücken werden Schichtdicken des Zweitmaterials bis herab zu 30 μm gefunden. (Dünnere Schichten entstehen wohl nicht durch Ausfließen, sondern eher durch „Wegschieben" des Materials, wenn der Stumpf beim Zweitabdruck nicht koaxial zum Lumen eingeführt, sondern an einer Seite über die Lumenwand geschoben wird.) Würde eine Vorschubgeschwindigkeit v_z = 0,2 cm/s des Konus bis zum Erreichen eines 50 μm starken Spaltes beibehalten, so wäre, wie mit Hilfe einer Extrapolation in Abbildung 5 leicht abzuschätzen ist, schließlich ein Druck von ca. 140 Bar erforderlich. Selbstverständlich werden Werte dieser Größenordnung bei der Abdrucknahme nicht erreicht. Daß dennoch dünne Schichten ausfließen, liegt daran, daß mit zunehmender Spaltverengung nicht nur der Druck steigt, sondern auch die Vorschubgeschwindigkeit abnimmt. Dabei wird sich das Wertepaar Druck/Vorschubgeschwindigkeit jeweils der erreichten Spaltbreite anpassen. Nach den Messungen von *Eichner* (40) und *Frentzen* (57) steigt

2.3. Strömungsverhältnisse bei der Abdrucknahme

der Druck während der ersten zwei Sekunden praktisch linear an, so daß man davon ausgehen kann, daß bei der Abdrucknahme der Löffel zunächst mit annähernd gleichförmiger Geschwindigkeit appliziert und erst bei Erreichen des Höchstdruckes von etwa 1 Bar deutlich gebremst wird. Dieser Verlauf ist willkürlich durch die Kurve in Abbildung 5 angedeutet. Der Schnittpunkt der Kurve mit der Geraden „0,3 mm" besagt dann, daß mit Erreichen der Spaltenbreite 0,3 mm die Geschwindigkeit auf 0,18 cm/s abgefallen und der Druck auf 0,6 Bar gestiegen ist.

Wie weit der Stumpf bei einer bestimmten Spaltweite a bereits in das Lumen eingedrungen ist, hängt vom Winkel ab. Bei kleinen Winkeln wird eine gegebene Spaltweite relativ früher erreicht als bei größeren (Abb. 7).

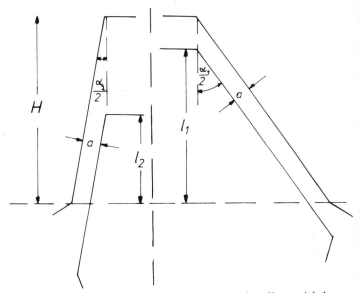

Abb. 7 Eindringtiefe und Spaltbreite für verschiedene Konuswinkel

Kennt man den Winkel, so läßt sich die Eindringtiefe e des Stumpfes für jede Spaltbreite a berechnen:

$$e = H - \frac{a}{\sin \alpha / 2} \tag{20}$$

Daß keine dünneren Schichten beim Korrekturabdruck erreicht werden, hat zwei Ursachen:
1) Auch die Schicht zwischen Stirnfläche des Stumpfes und Lumenboden wird kleiner, so daß hier ebenfalls nennenswerte Fließwiderstände mit einem entsprechenden Druckgefälle in Strömungsrichtung auftreten. Die Folge ist, daß trotz des hohen Stempeldruckes der die Strömung im Spalt verursachende Überdruck am Spalteingang abnimmt.
2) Bei sehr kleinen Vorschubgeschwindigkeiten sind selbst für kleine Wege die erforderlichen Zeiten nicht vernachlässigbar. Die Fließfähigkeit der Abformmasse nimmt aber aufgrund der Abbindereaktion mit der Zeit ab, so daß auch aus diesem Grund ein weiteres Fließen zunehmend erschwert und schließlich unmöglich wird.

Wie beim Diskustest, so ist auch hier eine exakte Berechnung der Geschwindigkeitsverteilung in der strömenden Abformmasse wenn überhaupt, dann nur äußerst aufwendig zu berechnen. Darüber hinaus wird die Strömungssituation auch noch durch Länge, Durchmesser und Öffnungswinkel des Stumpfes bestimmt, die als anatomisch gegebene Größen bei jedem einzelnen Abdruck variieren können.

Unter der Voraussetzung, daß bei Korrekturabdrücken die Vorschubgeschwindigkeit v_z und der angewendete Druck P die Werte 0,2 cm/s bzw. 1 Bar nicht übersteigen, liegen alle möglichen Werte-Tripel (v_z; P; a) innerhalb des Rechteckes in Abb. 5, das durch die Koordinatenachsen und die zu diesen Achsen gezogenen Parallelen durch die Ordinatenabschnitte $v_{z\,max}$ und P_{max} gegeben ist. Die Koordinaten eines jeden Punktes liefern das Wertepaar Geschwindigkeit/Druck; der Anstieg der durch den Punkt zum Koordinatenursprung verlaufenden Geraden ist ein Maß für die zugehörige Spaltbreite, die zusätzlich noch von den Stumpfabmessungen r und h und von der Viskosität η des benutzten Abformmaterials abhängt (vgl. Gl. 18).

Das mittlere Schergefälle S in einem durchströmten Spalt berechnet sich als Quotient aus der maximalen Strömungsgeschwindigkeit in der Spaltmitte und der halben Spaltbreite (Abb. 4). Vorausgesetzt wird, daß die Strömungsgeschwindigkeit an den Wänden verschwindet. Setzt man für die maximale Geschwindigkeit den Wert $3/2\ \bar{v}_m$ (parabolische Geschwindigkeitsverteilung), so ergibt sich:

$$\bar{S} = \frac{3\,\bar{v}_m}{a} \tag{21}$$

Einsetzen für v_m aus Gleichung 17 liefert:

$$\bar{S} = \frac{3 \cdot r \cdot v_z}{2\,a^2} \tag{22}$$

In dieser Gleichung ist der Druck noch nicht explizit enthalten. Ersetzt man a^2 mit Hilfe der Gleichung 18, so folgt:

$$\bar{S} = 3 \sqrt{\frac{3\,r}{32\,\eta^2 \cdot h^2} \cdot v_z \cdot P^2} \tag{23}$$

Nach dieser Gleichung wird das Schergefälle am größten, wenn man die empirisch gefundenen Maximalwerte für v_z und P einsetzt. In Abb. 5 sind das die Koordinaten des rechten oberen Rechteckpunktes. Die durch diesen Punkt verlaufende Gerade gibt das Geschwindigkeits-Druck-Verhältnis in einem 0,26 mm breiten Spalt wieder.

Nach Einsetzen dieser Werte für a und v_z in Gleichung 22, bzw. für v_z und P in Gleichung 23 berechnet sich das Schergefälle zu

$$\bar{S}_{max} = 132\ s^{-1}$$

2.3. Strömungsverhältnisse bei der Abdrucknahme

Die Gleichung 23 läßt erkennen, daß bei sonst konstanten Werten das Schergefälle mit abnehmender Vorschubgeschwindigkeit v_z nur abnehmen kann. Ist eine zunehmende Spaltverengung Ursache für die Abnahme von v_z, so kommt die Strömung notwendig zum Erliegen. Nach Gleichung 22 dagegen kann a^2 durchaus schneller kleiner werden als v_z und S somit trotz abnehmender Schubgeschwindigkeit zunehmen; dann aber muß P größer werden, worüber Gleichung 22 jedoch nichts aussagt.

Der als maximales mittleres Schergefälle beim Korrekturabdruck angegebene Wert ist aufgrund der erwähnten Vorbehalte nur ein Näherungswert, der jedoch umso zuverlässiger wird, je kleiner der Konuswinkel ist, je besser also der abzuformende Stumpf der zylindrischen Form entspricht. Die beim Korrekturabdruck in der dünnfließenden Masse zu erwartenden Schergefälle sind somit von der gleichen Größenordnung wie bei der Strömung dieser Massen in einer Applikationsspritze. Schergefälle dieser Größenordnung treten auch beim Diskustest an dünnfließenden Abformmaterialien auf (vgl. Tab. 3).

Das Schergefälle einer gegebenen Strömungssituation nimmt ab mit zunehmender Viskosität der strömenden Flüssigkeit, wie die Gleichungen 7, 9 und 23 erkennen lassen. Das bedeutet, daß auch die höher viskosen Materialien beim Diskustest den zu erwartenden maximalen Scherbeanspruchungen während der Verwendung in der Spritze oder als Korrekturmaterial ausgesetzt sind.

Das Schergefälle in den dünnfließenden Abformmaterialien während der Abdrucknahme ist in weiten zeitlichen und räumlichen Grenzen größer als $4\ s^{-1}$. Bei Schergefällen oberhalb dieses Wertes zeigten alle von *Braden* (14) untersuchten Materialien rein viskoses Fließverhalten.

3. Abbindereaktionen

Nach der Formgebung soll ein Abdruckmaterial möglichst schnell aus dem flüssigen bzw. plastischen in den festen Zustand überführt werden, so daß die bei der Abdrucknahme erzielte geometrische Situation konserviert wird und auch gegenüber stärkeren Scherbelastungen, als den durch das Eigengewicht erzeugten, stabil bleibt. Die Erstarrung kann durch physikalische oder chemische Zustandsänderungen der Abformmasse bewirkt werden. So wird die Verfestigung der Kompositionsabformmassen (Thermoplaste) und der Hydrokolloidmaterialien durch Abkühlung erreicht. Bei allen anderen Abformsystemen, also auch bei den Elastomeren, erfolgt die Überführung in den festen Zustand durch chemische Reaktionen.

Chemische Reaktionen, die mit einer Verfestigung einhergehen, heißen Abbindereaktionen. Während bei anorganischen Reaktionsgemischen dieser Vorgang in aller Regel auf Kristallisationen zurückzuführen ist, wird bei organischen Substanzen die Verfestigung häufig durch das Zusammentreten von Mono- oder Oligomeren zu langkettigen Polymeren erreicht (Polymerisation, Polykondensation, Polyaddition). Durch die zunehmende Länge der Moleküle erhöht sich die innere Reibung der Substanz. Das Material weist schließlich eine Fließgrenze und damit Festkörpereigenschaften auf. Der Betrag der kritischen Schubspannung (vgl. Abb. 2 e) verschiebt sich bei fortschreitendem Kettenwachstum zu immer höheren Werten; das Material erstarrt. Da die innere Reibung nicht nur von der Molekülgröße sondern auch von der Temperatur abhängt, erfolgt der Übergang flüssig/fest im Verlauf einer Polymerisation um so früher, je niedriger die Temperatur ist. Dieser Zusammenhang zwischen Polymerisationsgrad, Temperatur und Aggregatzustand einer polymerisationsfähigen Substanz zeigt – stark schematisiert – die Abbildung 8.

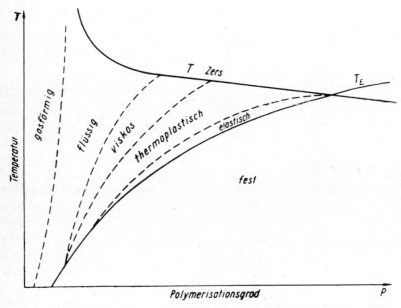

Abb. 8 Zustandsdiagramm eines Hochpolymeren (schematisch) nach *Runge* (176)

Aus dem Diagramm ist weiter zu ersehen, daß durch Erwärmen einer bereits festen Masse diese wieder erweicht werden kann, und daß durch weiteres Kettenwachstum bei gegebener Temperatur der Abstand zur Plastifizierungstemperatur eines festen Materials immer größer wird, seine Festigkeitseigenschaften also immer besser werden.

Der gummielastische Zustand nimmt eine Mittelstellung ein zwischen thermoplastischem – gekennzeichnet durch niedrige Fließgrenze und praktisch unbegrenzte Deformierbarkeit (knetbar) – und festem Zustand mit hoher Fließgrenze und Bruch bei entsprechend starker Deformation. Während bei den einfachen Polymeren die Markromoleküle ihren Zusammenhalt untereinander nur durch zwischenmolekulare Kräfte (sekundäre Bindungen) bewerkstelligen, sind die Moleküle eines gummielastischen Materials durch vollwertige chemische Bindungen miteinander verknüpft. Die „vernetzten" Moleküle sind zwar noch mit relativ kleinen Kräften gegeneinander verschiebbar, jedoch nicht mehr beliebig weit und nicht bleibend: Während der Verformung werden zunehmend Gegenkräfte induziert, die nach dem Verschwinden der ursächlichen Deformationskraft eine Rückstellung bewirken. Die Rückstellung eines Elastomers ist jedoch, anders als bei einem elastisch beanspruchten Kristall, nicht unbedingt vollständig: Ein von den Bedingungen des Deformationsgeschehens abhängiger Teil der Deformation ist plastisch. Auf die Theorie der Kautschukelastizität und die Problematik der bleibenden Deformation wird in einem späteren Kapitel noch einzugehen sein.

Die zur Verformung eines Elastomeres erforderlichen Kräfte hängen ab von der Zahl der einzelnen Querverbindungen, dem Vernetzungsgrad. Mit zunehmendem Vernetzungsgrad wird auch ein gummielastisches Material in den festen Zustand überführt; durch die Vernetzung wird die Polymerisation in die dritte Dimension fortgesetzt, so daß schließlich die gesamte Masse aus einem einzigen Riesenmolekül mit enorm großem Molekulargewicht bestehen kann. Aus dieser Betrachtungsweise ergeben sich viele interessante und fruchtbare Analogien zum kristallinen Zustand homöopolarer Bindung. Aus Abb. 8 geht auch hervor, daß ein schon im festen Zustand vorliegendes Material durch zusätzliche Vernetzung nicht gummielastisch wird.

3.1. Chemie der Abbindereaktion

Die in der Zahnheilkunde für Abformzwecke eingesetzten Polysulfide, Silikone und Polyäther haben im abgebundenen Zustand gute elastische Eigenschaften. Ihr Abbindeprozeß beruht auf Vernetzungsreaktionen der in der Grundsubstanz vorhandenen Kettenmoleküle. Die Abbindereaktion wird jeweils ausgelöst durch das Zumischen geeigneter Härtersubstanzen (Zwei-Komponenten-Systeme). Bei der Reaktion der Moleküle untereinander kann es nur dann zur Vernetzung, also zu Querverbindungen kommen, wenn zumindest ein Teil der Fadenmoleküle mehr als zwei reaktive Gruppen besitzt. Bifunktionelle Moleküle können nur zu einer Molekülverlängerung oder, sofern die beiden reaktiven Gruppen benachbart sind, zu einer nicht weiter reaktionsfähigen Verzweigung beitragen. Befinden sich die multifunktionellen Gruppen an den Molekülenden, so ist die erste Reaktion immer nur eine Molekülverlängerung. Erst weitere Reaktionen der Gruppe bewirken Querverbindungen. Vernetzung und Kettenverlängerung (Polymerisation) sind somit miteinander gekoppelt. Bei Vernetzungsreaktionen nimmt der Polymerisationsgrad zu.

Die Polysulfide, Silikone und Polyäther finden in Industrie und Technik in großem Umfang und in mannigfachen Variationen Verwendung. Synthese und Vernetzungsreaktionen sind jedoch innerhalb der einzelnen Gruppen weitgehend unabhängig vom Verwendungszweck. Die verschiedenen Fabrikate der Abformmaterialien gleicher chemischer Provenienz binden nach dem gleichen Reaktionsmechanismus ab.

3.1.1. Polysulfide (Thiokole)

Die klassischen Thiokole sind feste Werkstoffe, die nur in der Wärme, z.B. mit Schwefel oder Ruß, polymerisiert werden können. Das Polymere

$$-(CH_2 - CH_2 - \underset{S}{\overset{\Vert}{S}} - \underset{S}{\overset{\Vert}{S}} -)_n$$

entsteht durch Polyaddition von Alkalipolysulfid und Dichloräthylen (174).
Eine Neuentwicklung ermöglichte auch flüssige Produkte, die in Gegenwart von Oxydationsmitteln durch Kaltvernetzung in den gummielastischen Zustand überführt werden können. Das Ausgangsprodukt ist ein Dichlordialkylformal (174), meistens Dichlordiäthylformal (154):

$$Cl - (CH_2 - CH_2 - O - CH_2 - O - CH_2 - CH_2 -) Cl = Cl - (X -) Cl$$

dem zwei Mol-% trifunktionelles Trichlorpropan beigegeben ist (13)

$$\begin{array}{c} C_2H_5 \\ | \\ Cl - C - Cl \\ | \\ Cl \end{array}$$

Durch Polyaddition mit Natriumpolysulfid Na_2S_x (x = 3 bis 7) entstehen Makromoleküle der Form

$$\underset{H-S-}{\overset{S-S-}{\downarrow}} \Big[(X-)S-S- \Big]_n \quad \begin{array}{c} C_2H_5 \\ | \\ C-S-S- \\ | \\ S-S \\ \downarrow \\ S-H \end{array} \Big[(X-)S-S- \Big]_m \quad (X-)\underset{S-H}{\overset{S-S}{\downarrow}}$$

Das freie Disulfid wird durch Reduktion gespalten und in – SH-Gruppen überführt. Die pastenförmige Härtersubstanz enthält in feinster Suspension Bleidioxid, dessen oxidierende Wirkung eine Reaktion der Merkaptangruppen untereinander und damit das Abbinden des angemischten Materials ermöglicht:

$$-S \dotdiv H \qquad O \qquad H \dotdiv S -$$

Zur Vernetzung tragen nur die Moleküle bei, die mindestens drei funktionelle Gruppen enthalten, also während der Synthese mit einem oder mehreren der Trichlorpropanmoleküle reagiert haben.

3.1. Chemie der Abbindereaktion

Zur Verwendung als Abformmaterial ist eine ausreichende Fließfähigkeit des Polysulfids erforderlich. Die mittlere Molekülgröße, also der Polymerisationsgrad, muß dementsprechend gesteuert werden. Da Kohlenwasserstoff-Polymere im Gegensatz zu den Silikonen schon bei relativ kleinen Molgewichten hohe Viskositäten aufweisen — lineare Paraffine mit mehr als 16 C-Atomen sind bei Zimmertemperatur bereits fest — ist davon auszugehen, daß das Basismaterial der Polysulfidabformmassen vergleichsweise kurze Molekülketten enthält. Nach *Higashi* (81) beträgt das mittlere Molgewicht ca. 4000. Die Division dieses Wertes durch das Molgewicht des Polysulfidbausteines $-(X-)S-S = 166$ ergibt dann in Übereinstimmung mit den Ausgaben anderer Autoren (30, 31, 200) einen mittleren Polymerisationsgrad von 24. Danach enthält nur etwa jedes zweite Makromolekül ein ehemaliges Trichlorpropanmolekül und damit eine dritte reaktive Gruppe. In einem solchen Polymerisat ist dann das Verhältnis von den eine Kettenverlängerung bewirkenden Reaktionen zu den die Vernetzung ermöglichenden Reaktionen etwa 4 : 1. Die Kettenverlängerung überwiegt somit die Vernetzung. Die für günstige mechanische Eigenschaften im abgebundenen Zustand erforderlichen langen Kettenmoleküle werden bei den Polysulfiden erst während des Abbindens erstellt.

Wenn PbO_2 der Grundsubstanz als Füllmaterial beigegeben wird (vgl. Kap. 2.2.), so ist es in einem inaktivierenden Öl wie Dibutyl-Phthalat dispersiert (30, 31).

3.1.2. Silikone

Das Polymere der Silikon-Abformmaterialien ist ein lineares Polydimethylsiloxan mit endständigen Hydroxylgruppen (12), eine Substanz, die bis zu Molekulargewichten der Größenordnung 10^5 noch flüssig ist (149, 178).

Die Härtersubstanz, meistens eine Flüssigkeit, enthält ein Alkoxysilan vom Typ:

$$\begin{array}{c} O-R \\ | \\ R-O-Si-O-R \\ | \\ O-R \end{array} \qquad R = -CH_3 \text{ oder } -C_2H_5$$

und eine organische Zinn-Verbindung als Katalysator. Das tetrafunktionelle Härtermolekül reagiert nach dem Anmischen mit den Hydroxylgruppen des Siloxans unter Abspaltung von Alkohol:

Die beiden ersten Reaktionen des Härtermoleküls bedeuten eine Kettenverlängerung, die beiden folgenden dagegen bewirken eine Vernetzung. Beim Abbindeprozeß der Silikone ist das Verhältnis von verlängernden und vernetzenden Reaktionen somit 1 : 1.

Nach *Sattleger* (178) ist für die beschriebene Reaktion die Hydrolyse der Alkoxy-Gruppen unbedingte Voraussetzung, so daß in der Grundmasse Spuren H_2O (bis 0,1 Gewichtsprozent) vorhanden sein müssen.

Ein anderer Vernetzungsmechanismus, der unseres Wissens jedoch bei den dentalen Abformmassen keine Verwendung mehr findet (133), benutzt als Härtersubstanz ein Hydrogen-Siloxan (12, 135):

$$CH_3 - (Si(CH_3)(H) - O -)_n CH_3$$

Hier reagiert der an das Silicium gebundene Wasserstoff mit den Hydroxylgruppen des Polymers unter H_2-Entwicklung:

Aufgrund der H_2-Entwicklung entstehen Porositäten im abgebundenen Material (76, 99, 134, 146).

3.1.3. Polyäther

Dentale Abformmassen auf Polyätherbasis werden unseres Wissens nur von zwei Herstellern angeboten (180). Auf dem deutschen Markt ist nur das Fabrikat „Impregum" vertreten. Ausgangsprodukt des Polyäthers „Impregum" (18) ist ein Copolymerisat aus Äthylenoxid und Tetrahydrofuran im Molverhältnis 1 : 1 und einem mittleren Molekulargewicht von 3600. Die Heterocyclen addieren sich unter Ringöffnung zu linearen Makromolekülen:

$$\underset{O}{H_2C - CH_2} \; + \; \underset{H_2C - CH_2}{H_2C - CH_2}\!O \; \rightarrow \; H-O-\left[(CH_2-)_n O-\right]_m H$$

mit n = 2 und 4

3.2. Abbindezeit

Copolymerisate dieser Art zeichnen sich dadurch aus, daß sie bis zu hohen Molekulargewichten flüssig sind, wogegen ein Polyäthylenäther bereits bei einem Polymerisationsgrad von 15 wachsartige Eigenschaften zeigt (215). Die endständigen OH-Gruppen werden verestert mit einer ungesättigten Säure (z.B. Crotonsäure). Die Doppelbindung dieser Säure vermag mit Äthylenimin zu reagieren, so daß die Molekülketten schließlich endständige Aziridino-Gruppen besitzen:

$$CH_3 - CH = CH - \overset{O}{\underset{\|}{C}} - O - (CH_2 -)_n O - \!\!\sim\!\!\sim\!\!\sim\!\!\sim$$

$$CH_3 - \underset{\underset{\underset{CH_2 - CH_2}{\diagdown\;\diagup}}{N}}{CH} - CH_2 - \overset{O}{\underset{\|}{C}} - O - (CH_2 -)_n O - \!\!\sim\!\!\sim\!\!\sim\!\!\sim$$

Äthylenimin ist als dreigliedriger alizyklischer Ring sehr reaktionsfähig und spaltet leicht auf. Die Verbindung wird durch die katalytische Gegenwart von Säuren (kationischer Mechanismus) zur Polyaddition veranlaßt (110). Im vorliegenden Fall enthält die Härterpaste einen Benzolsulfonsäureester

$$\text{⟨O⟩}-SO_3^- \; R^+ \;\; + \;\; \underset{CH_2 - CH_2}{\underset{\diagdown\;\;\diagup}{N}} \;\; \rightarrow \;\; \underset{CH_2 - CH_2^+}{\underset{\diagdown\;\;\diagup}{N^- \; R^+}}$$

dessen R^+-Ionen die katalytische Funktion zur Ringspaltung und anschließenden Reaktion der bifunktionellen Molekülenden untereinander übernimmt (15, 24). Beim Polyäther ist damit das Verhältnis der Reaktionen mit kettenverlängerndem und vernetzendem Effekt wiederum 1 : 1.

3.2. Abbindezeit

Jede chemische Umsetzung erfordert bis zum Erreichen des Gleichgewichtes eine bestimmte Zeit. Die Reaktionsgeschwindigkeit — das ist die Zahl der Einzelreaktionen pro Zeiteinheit — ist abhängig von den Konzentrationsverhältnissen der rechts und links in der Reaktionsgleichung auftretenden Substanzen. Da sich diese Verhältnisse im Verlauf der Umsetzung im allgemeinen ändern, ist auch die Reaktionsgeschwindigkeit zeitabhängig. Registriert man die Gesamtzahl der erfolgten Einzelreaktionen — etwa als Umsetzungsgrad U_g in Prozent — als Funktion der Zeit, so ergibt sich die Zeitcharakteristik des Reaktionsablaufes (Abb. 9). Die Differentiation dieser Kurve liefert die Reaktionsgeschwindigkeit als Funktion der Zeit:

$$\frac{dU_g}{dt} = g_r(t) \tag{24}$$

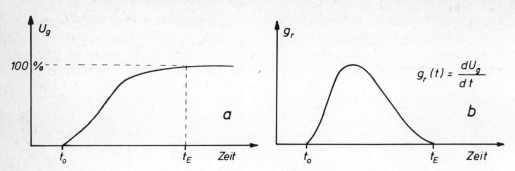

Abb. 9   Umsetzungsgrad (a) und Reaktionsgeschwindigkeit (b) als Funktionen der Zeit

Die Kurve in Abb. 9a nähert sich asymptotisch dem Gleichgewichtswert; die Reaktionsgeschwindigkeit wird beliebig klein. Theoretisch liegt t_E also im Unendlichen. Praktisch ist das Gleichgewicht erreicht, wenn weitere Änderungen des Umsetzungsgrades unmeßbar klein werden. Der Einfachheit halber ist das Gleichgewicht mit 100% Umsetzung identifiziert, eine Voraussetzung, die streng genommen nie erfüllt, jedoch häufig eine gute Näherung ist.
Des weiteren wird die Reaktionsgeschwindigkeit beeinflußt von der Temperatur und der für den betreffenden Reaktionsmechanismus charakteristischen Aktivierungsenergie E. Für diesen Zusammenhang gilt die *Arrhenius'sche* Beziehung:

$$g_r = g_{r_0} \cdot \exp(-E/RT) \tag{25}$$

Hierbei ist T die absolute Temperatur und R die universelle Gaskonstante. Die Konstante g_{r_0} berücksichtigt u.a. die Konzentrationsverhältnisse, die ihrerseits auch von der Zeit abhängen können. Wenn nur die Temperaturabhängigkeit einer chemischen Reaktion interessiert, ist es sinnvoller, die Gleichung 25 wie folgt zu formulieren:

$$g_r = C \cdot k$$

wobei C wieder alle temperaturunabhängigen Parameter enthält und wie g_{r_0} für ein gegebenes Substanzgemisch eine Konstante ist. k heißt die Geschwindigkeitskonstante; sie ist temperaturabhängig und es gilt

$$k = k_0 \cdot \exp(-E/RT) \tag{27}$$

Die Werte der Konstanten k_0 ist bei vielen Anwendungen dieser Gleichung zur Bestimmung der Aktivierungsenergie ohne Belang. Für ein gegebenes Reaktionsgemisch ist somit die für die Gesamtumsetzung erforderliche Reaktionszeit $t_E - t_0$ (Abb. 9) allein von der Temperatur abhängig; bei exothermen Reaktionen kann sich die Temperatur im Reaktionsgemisch erhöhen. Die Temperaturerhöhung und damit die Geschwindigkeitssteigerung ist dann auch von der Wärmekapazität und dem Wärmeleitvermögen sowohl des Gemisches als auch des Reaktionsgefäßes, also der Umgebung abhängig.
Wird das Ausgangsgemisch variiert, so bewirkt die Konzentrationszunahme eines Reaktionspartners nicht unbedingt eine Erhöhung der Reaktionswahrscheinlichkeit und damit eine Geschwindigkeitssteigerung. Das ist nur dann der Fall, wenn, z.B. in einer Lösung, die Konzentration der Reaktionspartner voneinander unabiiert variiert werden kann.

3.2. Abbindezeit

Bei einer reinen Mischung zweier Substanzen ist das nicht möglich. Entscheidend für eine Geschwindigkeitssteigerung ist hier, daß das Produkt der beteiligten Konzentrationen bei der Veränderung erhöht wird (Massenwirkungsgesetz).

In vielen Fällen ist es einfacher, zur Bestimmung der Reaktionscharakteristik nicht den jeweils erreichten Umsetzungsgrad direkt zu bestimmen, sondern die Veränderung einer vom Reaktionsablauf abhängigen Eigenschaft A des Reaktionsgemisches zu verfolgen. Der Wert der Funktion $A = f(t) = f^+ [U_g(t)]$ ist dann ein Maß für den erreichten Umsetzungsgrad. Dabei ist es insbesondere bei vergleichenden Untersuchungen nicht unbedingt erforderlich, die Funktion $f^+(U_g)$ genau zu kennen. Wird dagegen der quantitative Zusammenhang zwischen den Größen A und U_g benötigt, so besteht neben einer Berechnung noch die Möglichkeit der Eichung.

Im allgemeinen wird man von der Eigenschaft A fordern, daß sie sich während der Reaktion nicht nur stetig, sondern auch monoton ändert, also während der Umsetzung nur zu- oder nur abnimmt. Die während einer Reaktion freiwerdende Wärmemenge und die damit einhergehende Temperaturerhöhung im Reaktionsgemisch sind Beispiele für nicht monotone Änderungen; diese Größen durchlaufen wie die Reaktionsgeschwindigkeit ein Maximum. Es ergeben sich für verschiedene Zeiten gleiche Werte. Damit geht die eindeutige Zuordnung zwischen der Eigenschaft A und dem Umsetzungsgrad U_g verloren.

Die augenfälligste und ja gerade bezweckte Veränderung der Abformmaterialien während der Abbindephase ist die Veränderung ihrer Fließeigenschaften. Damit eng gekoppelt ist bei den elastomeren Abformmassen das Auftreten und Anwachsen gummielastischer Eigenschaften. Es liegt somit nahe, daß Abbindeverhalten der Elastomere anhand des Viskositätsanstieges oder mit Hilfe des elastischen Verhaltens zu verfolgen. Auf diesen beiden Prinzipien beruhen alle Methoden zur Bestimmung der Abbindecharakteristik der Elastomeren.

3.2.1. Definitionen

Bei den Abformmaterialien ist nicht nur die Gesamtabbindezeit von Interesse. Von großer Bedeutung ist auch die Verarbeitungszeit. Sie gibt Auskunft darüber, wie lange nach Mischbeginn das Material noch eine für die Abformung ausreichende Fließfähigkeit besitzt. Als ideal wäre eine Masse zu bezeichnen (229), deren Eigenschaften während der eigentlichen Abformung unverändert bleiben und deren möglichst schnell ablaufender Abbindeprozeß erst nach der endgültigen Applikation des Löffels ausgelöst werden könnte, z.B. durch fotochemische Reaktionen unter UV-Bestrahlung. Diese Technik, die bei bestimmten Füllungsmaterialien im Frontzahngebiet, aber auch bei der Kauflächenversiegelung bereits Anwendung findet, setzt jedoch dünne Schichten des zu härtenden Materials und leichte Zugänglichkeit voraus, Bedingungen, die bei der dentalen Abformung nicht gegeben sind. Die Verarbeitungszeit und damit natürlich auch die Gesamtabbindezeit ist noch zu unterteilen in zwei durch unterschiedliche Temperaturen gekennzeichnete Abschnitte: Zunächst, vor dem Einbringen in den Mund, befindet sich das Material bei Zimmertemperatur, nach dem Einbringen erwärmt es sich auf Mundtemperatur.

Die in der Literatur angegebenen Einteilungen der Gesamtabbindezeit sind bezüglich der Definitionen der einzelnen Zeitabschnitte nicht einheitlich (55, 100, 185, 188, 221). Die Abschnitte werden nach der Prozedur, der die Abformmasse gerade unterworfen ist, benannt. Danach spricht man von der Mischzeit, Einbringzeit, Abformzeit und Abbindezeit

(Abb. 10). Einem Vorschlag von *Viohl* (221) folgend, soll hier auch noch die Zeit zwischen dem Herausnehmen des Abdruckes und dem Beginn der Modellherstellung als Lagerzeit $t_{Modell} - t_v$ in das Schema aufgenommen werden.

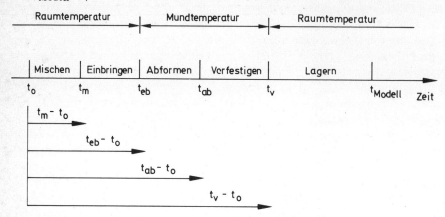

Abb. 10　Einteilung der Gesamtabbindezeit

Es ist üblich geworden (221), anstelle der einzelnen Intervall-Längen Zeitpunkte t_i anzugeben, bis zu denen der jeweiligen Arbeitsgang i beendet sein soll. Die Intervalle für die einzelnen Verarbeitungsphasen ergeben sich dann als Differenz der das Intervall begrenzenden Zeitpunkte. Setzt man den Mischbeginn $t_0 = 0$, so sind die einzelnen Zeitmarkierungen t_i identisch mit dem Zeitraum, der für die Durchführung der Arbeitsphase i einschließlich aller vorausgehenden Phasen zur Verfügung steht. Auf diese Weise wird berücksichtigt, daß sich ein Zeitgewinn oder eine Verzögerung während eines Arbeitsganges voll auf die nachfolgenden Phasen auswirkt: Ein zeitlicher Mehraufwand beim „Einbringen" — etwa bei Verwendung einer Applikations-Spritze — geht auf Kosten der Abformzeit. Insbesondere wird bei dieser Definition deutlich, daß die Abbindezeit vom Mischbeginn an gerechnet werden muß. Zwischen den einzelnen Intervallen und den von t_0 an gerechneten Zeiten wird nicht immer exakt unterschieden.

Mischzeit ($t_m - t_0$) ist die Zeit, in der eine homogene Mischung von Grundmasse und Härtersubstanz möglich ist. Während der Einbringzeit ($t_{eb} - t_m$) wird das angemischte Material auf den Löffel oder in eine Spritze gefüllt und zum Mund gebracht. Abformzeit ($t_{ab} - t_{eb}$) ist die für den „Abdruck" erforderliche Zeit, in der der Löffel in die endgültige Position gebracht wird. Mit der Abformzeit ($t > t_{eb}$) beginnt die Erwärmung der Abformmasse auf Mundtemperatur. Es wird vorausgesetzt, daß bis zum Zeitpunkt t_{ab} bei einer Verformung der Abformmasse noch keine die Abformgenauigkeit beeinträchtigenden elastischen Deformationsanteile auftreten. Das in Abb. 10 mit „Verfestigen" bezeichnete Intervall ($t_v - t_{ab}$) wird in der Literatur als Abbindezeit bezeichnet. Das ist zumindest irreführend, denn der Abbindevorgang setzt ein bei Mischbeginn. Der Grund für diese unkorrekte Begriffsbildung liegt in der Tatsache, daß die Reaktion zunächst langsam anläuft und das Abbinden im wesentlichen erst in diesem Intervall erfolgt. Dazu kommt, daß einige Methoden zum Nachweis der zunehmenden Verfestigung wegen ihrer Unempfindlichkeit erst oberhalb eines Schwellenwertes reagieren und somit einen gegenüber t_0 verzögerten Abbindebeginn suggerieren.

3.2. Abbindezeit

Die für die verschiedenen Materialien angegebenen Werte der Zeitpunkte t_i sind als Grenzwerte zu verstehen, deren Beachtung eine gute Qualität der Abdrücke garantieren soll. Allgemein gilt, daß im Intervall $t_v - t_{ab}$ die Abformmasse nicht verformt werden darf. Die Abformung ist rechtzeitig zu beenden, der Abdruck lange genug im Mund zu belassen. Die Intervalle „Mischen", „Einbringen" und „Abformen" werden zusammengefaßt auch als Verarbeitungszeit bezeichnet. Nach *Rehberg* (167) können sich aufgrund individueller Gegebenheiten Differenzen bis zu 2,75 min in der erforderlichen Verarbeitungszeit ergeben. Misch- und Einbringzeit haben einen Einfluß auf die Gesamtabbindezeit, da diese vom Zeitpunkt der Temperaturerhöhung von Raum- auf Mundtemperatur abhängt. Je früher der Temperaturwechsel erfolgt, desto größer ist der beschleunigt ablaufende Anteil der Abbindereaktion. Entsprechend größer wird allerdings auch die Verweilzeit im Munde bis zur endgültigen Verfestigung.

3.2.2. Meßmethoden

Die experimentelle Bestimmung der Abbindecharakteristik eines Abformmaterials zielt darauf ab, eine Aussage über die maximal zulässige Verarbeitungszeit und die minimale Gesamtabbindezeit zu gewinnen. Um für die Anwendung zuverlässige Werte zu erhalten, sind alle Experimente möglichst praxisnah anzulegen.

Insbesondere sollen die Temperaturverhältnisse bei der Abdrucknahme berücksichtigt werden. *Elborn* und *Wilson* (45) konnten zeigen, daß trotz der großen Zahl von Parametern wie spezifische Wärme, Wärmeleitfähigkeit, Reaktionswärme, Flächenkontakt und Menge der Abformmasse sowie individuell unterschiedliche Mundtemperatur alle untersuchten Abformmassen nach dem Einbringen in die Mundhöhle im großen und ganzen ein gleichförmiges Temperatur-Zeitverhalten zeigten und sich innerhalb der ersten 4 Minuten nach Mischbeginn auf etwa 31°C und in weiteren 2 Minuten auf ca. 32°C erwärmten. Die Messungen wurden sowohl an Ober- als auch Unterkieferabdrücken durchgeführt. Lediglich bei Abformgips ergaben sich höhere Temperaturen, da hier die Abbindewärme einen wesentlichen Einfluß hat. Unterschiede, die aus verschiedenen Positionen des Meßfühlers in der Abformmasse resultierten, waren gering und kaum größer als der Meßfehler. Diese Resultate werden in etwa bestätigt durch Untersuchungen von *Ritze* (173). Nach Messungen von *Schwindling* (195) liegen die Temperaturen in der Abformmasse 6 Minuten nach Mischbeginn bei 35°C.

In der neueren Literatur wird die Temperatur der Abformmaterialien im Munde übereinstimmend mit 32°C angenommen (55, 100, 185, 188, 221, 229). Dieser Wert ist auch in die Entwürfe für neue nationale und internationale Spezifikationen aufgenommen worden (27, 100). Als Zimmertemperatur ist 23°C vereinbart.

Die Bestimmung von Verarbeitungszeit und Gesamtabbindezeit erfolgt im allgemeinen nicht im gleichen Versuch. Selbst wenn es die Apparatur gestattet, die im Laufe des Abbindevorganges verfolgte Eigenschaftsveränderung in ihrem ganzen Umfang zu erfassen, bereitet es große Schwierigkeiten, in der jeweiligen Apparatur die Erwärmung der Abformmasse den Vorgängen in der Mundhöhle anzupassen (45, 53, 231). Offensichtlich zur Vereinheitlichung der Meßvorschriften ist man dazu übergegangen (27, 100), die Verarbeitungszeit bei Raumbedingungen zu bestimmen; damit wird der Tatsache, daß die Abformung bereits bei Temperaturen oberhalb 23°C erfolgt, nicht Rechnung getragen. Zur Ermittlung der Abbindezeit werden die Abformmassen bei Raumtemperatur angemischt und zu einem definierten Zeitpunkt, z.B. 30 s vor Ablauf der Verarbeitungszeit in einem Thermostaten auf 32°C erwärmt und bei dieser Temperatur geprüft. Es gibt keine Vorschriften darüber, in welcher Zeit die Erwärmung stattfinden muß.

3.2.2.1. Extrusionsviskosimeter

Die Viskositätssteigerung während des Abbindeprozesses einer Substanz kann in einfacher Weise registriert werden: Aus einem Vorratszylinder wird mit Hilfe eines passenden Kolbens die angemischte Masse durch eine Düse gepreßt. Die Fließrate Q, also die pro Zeiteinheit aus der Düse austretende Menge, ist nach dem *Hagen-Poiseuille'schen* Gesetz (Gl. 10, Kap. 2.) abhängig vom Reibungswiderstand der Masse, dem Druckgefälle Δp zwischen Düseneingang und -ausgang, letztlich also von der auf den Kolben wirkenden Kraft und den Abmessungen der Düse (Länge und Querschnitt). Ändert sich im Verlauf des Versuches die Viskosität, so muß auch mindestens eine der übrigen Versuchsgrößen sich ändern. Die Versuche werden meistens so durchgeführt, daß der Kolbenvorschub und damit die Fließrate Q konstant gehalten wird:

$$Q = const = B \cdot \frac{\Delta p}{\eta} \qquad (28)$$

B = Apparatekonstante.

Mit zunehmender Viskosität muß somit die Druckdifferenz und damit die auf den Kolben einwirkende Kraft erhöht werden (12, 13, 15, 51, 63, 184, 186). Die resultierenden Kurven im Kraft-Zeit-Diagramm (Abb. 11a) werden ebenfalls als Fließkurven bezeichnet (vgl. Kap. 2.1.1.). Da sich mit veränderlicher Kraft auch die Schubspannungen in der Düse ändern, werden neben den reaktionsbedingten Veränderungen auch eventuelle Fließanomalien mit erfaßt.

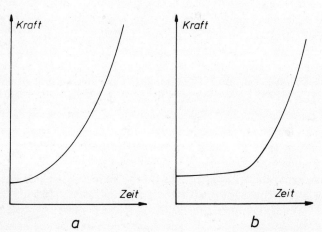

Abb. 11 Registrierkurven eines Extrusionsviskosimeters für abbindende Materialien; a) Elastomeres, b) Alginat (schematisch)

Nach dieser Methode können Abbindeprozesse nur in ihrem Anfangsstadium untersucht werden, solange die Fließfähigkeit noch hinreichend niedrig ist. Die Registrierkurven enden somit lange vor dem Erreichen der Gesamtabbindezeit. Anders als bei den Elastome-

3.2. Abbindezeit

ren können den Fließkurven von Alginaten jedoch Hinweise für das Ende der Verarbeitungszeit entnommen werden (51, 184). Bei diesen Massen zeigen die Kurven einen ausgeprägten Übergang von einem zunächst sehr flachen in einen steileren Anstieg (Abb. 11b). Dieses mehr oder weniger plötzlich Einsetzen der Abbindereaktion ist auf die Wirkung von sog. Verzögerern zurückzuführen, die allen Alginat-Abformmaterialien zugesetzt sind (41, 165).

3.2.2.2. Rheometer nach Wilson

Die bei Abbindevorgängen auftretenden Viskositätsänderungen sind von einer Größenordnung, die mit konventionellen Viskosimetern nicht erfaßt werden können. Um dennoch mit Hilfe der Fließeigenschaften Abbindevorgänge bis in die Endphase zu verfolgen, wurden sogenannte Vulkanometer entwickelt. Ein solches Gerät ist von *Wilson* (229, 231, 221) nach geeignetem Umbau erstmalig zur Ermittlung der Abbindecharakteristiken dentaler Abformmassen eingesetzt worden. Das Arbeitsprinzip des „*Wilson*-Rheometers" ist in Abb. 12 erläutert: Über eine elastische Koppelung wird eine Lochplatte durch einen

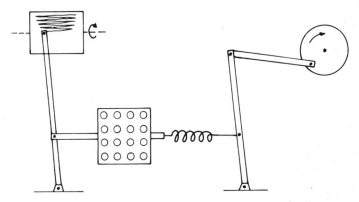

Abb. 12 Schemazeichnung des Rheometers; umgezeichnet und korrigiert nach *Wilson* (231)

Exzenter hin- und herbewegt. Die Bewegung der Platte wird über ein starres Hebelsystem auf eine Registriertrommel aufgezeichnet. Befindet sich die Lochplatte in einer Flüssigkeit, so wird ihre Bewegung aufgrund der inneren Reibung der Flüssigkeit gedämpft. Mit zunehmender Reibung wird die Bewegungsamplitude der Platte und damit die des Registrierstiftes immer kleiner. Abb. 13 zeigt zwei typische Registrierkurven für ein Abformmaterial bei 23°C und 32°C. Der Abbindeprozeß gilt als beendet, wenn die Amplitude konstant bleibt; die Gesamtabbindezeit ist der 32°-Kurve zu entnehmen. Die Verarbeitungszeit muß willkürlich definiert werden: Durch Vergleich mit Erfahrungswerten bei der klinischen Verwendung soll die Verarbeitungszeit beendet sein, wenn bei 23°C die Amplitude auf 95% des Anfangswertes gefallen ist (100, 229).

Die Rheometermethode hat den Vorteil, daß sie das Abbindegeschehen kontinuierlich registriert und weitgehend von individuellen Einflüssen des Experimentators frei bleibt. Des weiteren ist die Amplitude im abgebundenen Zustand ein Maß für die Festigkeit der Abformmasse. Bei dünnfließenden Abformmaterialien ist allerdings in der Anfangsphase die Dämpfung der Plattenbewegung so gering, daß praktisch der maximale Ausschlag des leeren Gerätes registriert wird. Unterschiedliche Massen können deshalb zu Beginn die gleiche Amplitude ermöglichen. Aus der Tatsache einer anfänglich konstanten Amplitude darf deshalb nicht geschlossen werden, daß in der Testsubstanz keine Veränderungen stattfinden; diese liegen lediglich unter der Nachweisgrenze.

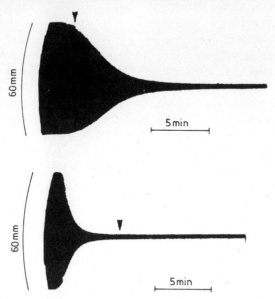

Abb. 13   Registrierkurven eines Rheometers für „Permlastic regular" oben bei 23°C, unten bei 32°C, die Pfeile markieren das Ende der Verarbeitungs- bzw. der Abbindezeit (nach *Viohl*, 221)

3.2.2.3. Penetrometer

Die einfachste Methode, den Abbindeprozeß einer Abformmasse zu verfolgen, ist die häufig wiederholte Prüfung ihrer Verformbarkeit. Das gelingt schon mit dem Spateltest: Man drückt einen Spatel mit seiner Kante in eine angemischte Probe und bezeichnet die Masse als abgebunden, wenn der Eindruck keine Spur mehr hinterläßt. Bei fließenden, also nicht plastischen Massen wird das Ende der Verarbeitungszeit identifiziert mit dem Zeitpunkt, nach dem die vom Spatel tropfende Masse auf der Unterlage nicht mehr zu einem Meniskus mit glatter Oberfläche zerfließt. Diese subjektive Methode ist selbst bei geeigneter Temperierung der Probe recht ungenau und liefert in der Regel zu kleine Gesamtabbindezeiten (22). Das gilt besonders für die Polysulfid-Massen.

Die quantitativen Penetrometermethoden beruhen alle auf dem gleichen Prinzip: ein genormter Körper, z.B. ein schlanker Zylinder (106, 200, 229) oder ein Plättchen (27, 100, 221), wird in kurzen Zeitabständen mit gegebener Kraft, die der jeweiligen Fließklasse angepaßt ist, in die Masse gedrückt und die Abnahme der Eindrucktiefe im Verlauf der Abbindereaktion verfolgt. Trägt man die Meßwerte gegen die Zeit auf, so ergeben sich Kurven (Abb. 14), die stetig und monoton mit der Zeit abfallen, um schließlich parallel zur Zeitachse zu verlaufen.

Während aus der Einmündung der Kurven in die Horizontale mit einiger Sicherheit auf das Ende der Abbindereaktion geschlossen werden kann, gibt der Kurvenverlauf keiner-

3.2. Abbindezeit

lei Hinweis auf das Ende der Abformzeit. Dies gilt generell bei allen Methoden, die die Abbindecharakteristik an Hand der Veränderungen der Fließeigenschaften widerspiegeln (229). Somit muß das Ende der Verarbeitungszeit auch hier willkürlich, wenn auch in Anlehnung an die klinische Erfahrung definiert werden. Danach gilt die Verarbeitungszeit als beendet, wenn die Eindringtiefe unter einen Wert gesunken ist, der zum ersten Meßwert in einem bestimmten Verhältnis steht. Mit der Wahl einer relativen Eindringtiefe werden die unterschiedlichen Fließfähigkeiten der Abformmassen der gleichen Viskositätsklasse berücksichtigt. Bei diesem Verfahren ist daher der Zeitpunkt der ersten Messung von Bedeutung und entsprechend zu vereinbaren.

Bei sehr dünnfließenden Massen kann es geschehen, daß der Prüfstab des Penetrometers bei den ersten Versuchen jeweils bis auf den Boden des Behälters sinkt, so daß zunächst konstante Werte registriert werden, bevor mit zunehmender Viskosität die Eindringtiefe abnimmt (Abb. 14). Es wurde wiederholt versucht, diesen Übergang mit dem Ende der Verarbeitungszeit zu identifizieren. Es hat sich jedoch gezeigt, daß die so ermittelten Zeiten bei der klinischen Erprobung der Materialien deutlich zu groß und somit absolut unbrauchbar waren (146, 147, 200).

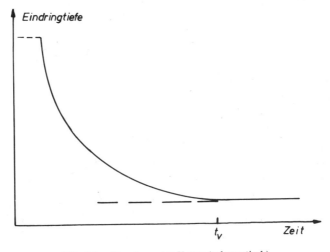

Abb. 14   Penetrometer-Kurve (schematisch)

Bei den gummielastischen Materialien wird zur Ermittlung der Abbindecharakteristik und zur Bestimmung der Gesamtverarbeitungszeit auch eine Methode angewandt, die dem Penetrometerverfahren nachempfunden ist, jedoch nicht allein die plastische Verformbarkeit, sondern auch die elastischen Eigenschaften in die Messung einbezieht. Zu diesem Zweck wird in kurzen Zeitabständen ein genormter Prüfkörper, z.B. ein Stab mit halbkugelförmiger Stirnfläche (100, 126) oder ein kreisrundes Plättchen (185, 188) für eine bestimmte Zeit immer gleich tief in die Testmasse gegebener Schichtdicke gedrückt und dann losgelassen. Aufgrund der mit fortschreitender Reaktion zunehmenden Elastizität der Masse wird der Prüfkörper mehr und mehr zurückgestellt. Je nach Vereinbarung gilt die Masse als abgebunden, wenn zwei aufeinanderfolgende Meßwerte sich um weniger als einen festgelegten Betrag unterscheiden (*Schwickerath,* 188) oder wenn die Rückstellung einen bestimmten Prozentsatz der ursprünglichen Eindringtiefe erreicht hat (*Schoenemakers,* 100, 221). Die zweite Vorschrift ist vorteilhafter, da sich die Abformmassen der verschiedenen chemischen Typen deutlich in ihren elastischen Eigenschaften unterscheiden. Dieser Tatsache kann dann durch unterschiedliche, die Eigenschaften des jeweiligen Materialtyps charakterisierende Prozentwerte in den Testvorschriften Rechnung getragen werden.

Trägt man die Rückstellwerte als Funktion der Zeit auf, so resultiert eine Kurve, die neben dem das Ende der Abbindezeit anzeigenden Beginn des horizontalen Verlaufs einen zweiten markanten Punkt aufweist, und zwar den ersten meßbaren Wert des Rückstellvermögens (Abb. 15). Nach allgemeiner Auffassung in der Literatur wird das Ende der Verarbeitungszeit elastomerer Materialien bestimmt durch das Auftreten elastischer Eigenschaften, so daß bei dieser Methode die Zeitkoordinate des ersten von Null abweichenden Meßwertes als Ende der Verarbeitungszeit definiert wird. Diese Definition ist somit unabhängig von klinischer Emperie, wenn auch nicht ganz frei von Willkür, da die Nachweisempfindlichkeit des Prüfgerätes eingeht.

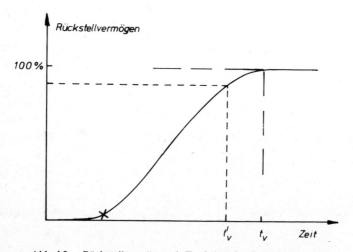

Abb. 15   Rückstellvermögen als Funktion der Zeit (schematisch)

Es wird noch gezeigt werden, daß die elastomeren Abformmaterialien schon in einem sehr frühen Stadium ihrer Abbindereaktion elastische Eigenschaften besitzen, so daß eine praktikable Definition der Verarbeitungszeit mit dem ersten Auftreten elastischer Eigenschaften nicht möglich ist.

3.2.2.4. Rückprallelastizität

Während bei den bis jetzt erwähnten Methoden die mit zunehmender Materialverfestigung einhergehende Verringerung der Verformbarkeit verfolgt wurde, wird bei der von *Franz* und *Ritze* (55, 56, 173) vorgeschlagenen Rückprallmethode ausschließlich das Auftreten

3.2. Abbindezeit

und Anwachsen elastischer Eigenschaften im angemischten Abformmaterial zur Bestimmung der Abbindecharakteristik genutzt. Das Prinzip ihrer Versuchsanordnung ist in Abb. 16 skizziert. Ein Pendelhammer fällt unter definierten Bedingungen auf die Probenoberfläche und wird in Abhängigkeit von der Elastizität der Probe bis zu einer bestimmten Höhe, die sich auf einer Skala im Winkelmaß ablesen läßt, zurückprallen. Die Rückprallhöhe, als Funktion der Zeit aufgetragen, ergibt eine Kurve, die in ihrem Verlauf der Kurve für das Rückstellvermögen (Abb. 15) entspricht. Somit können ihr wieder Werte für das Ende der Verarbeitungszeit und für die Gesamtabbindezeit entnommen werden: Das Ende der Verarbeitungszeit ist gegeben durch den Zeitpunkt der ersten meßbaren Rückprallhöhe, die Abbindezeit gilt als beendet mit Erreichen des horizontalen Kurvenverlaufes.

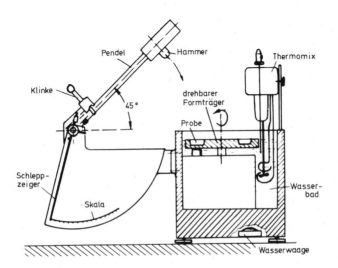

Abb. 16   Schemazeichnung des Elastizitäts-Rückprall-Prüfers; nach *Ritze* (173)

3.2.3. Diskussion der verschiedenen Methoden

Allen Methoden zur Ermittlung der Abbindecharakteristik elastomerer Abformmassen ist gemeinsam, daß sie eindeutige Hinweise auf die Gesamtabbindezeit geben, sofern sie überhaupt im Endstadium der Reaktion anwendbar sind. Die Angaben von Verarbeitungszeiten dagegen beruhen immer auf mehr oder weniger willkürlichen Vereinbarungen (169). Dazu kommt, daß im letzten Intervall der Verarbeitungszeit, also während der Abformzeit, das Abformmaterial in praxi eine Temperaturerhöhung erfährt, deren zeitlicher Verlauf jedoch nicht standardisiert werden kann. Entsprechend wird in keiner Prüfvorschrift diese Temperaturänderung berücksichtigt; alle Tests zur Bestimmung der Verarbeitungszeit werden bei Raumtemperatur durchgeführt. Die so ermittelten Werte sind wegen ihrer guten Reproduzierbarkeit durchaus brauchbar zum Vergleich verschiedener Materialien untereinander, sie dürfen jedoch nicht so interpretiert werden, daß die gesamte Zeitspanne ohne nachteilige Folgen für die Abdruckgenauigkeit zum Abformen genutzt werden darf. Die Abformung sollte immer deutlich früher beendet sein und grundsätzlich so schnell wie möglich durchgeführt werden.

Entscheidend für die Brauchbarkeit der einzelnen Methoden ist deshalb die Zuverlässigkeit, mit der das Ende der Abbindereaktion bestimmt werden kann. Im abgebundenen Zustand ist das Rückstellvermögen, also das elastische Verhalten und nicht die plastische Verformbarkeit die entscheidende Eigenschaft der Abformmaterialien. Die maximale Anforderung an die Elastizität ergibt sich beim Abziehen des Abdruckes, also unmittelbar nach der Abbindephase. Aus diesem Grunde sind die Methoden, die das Reaktionsstadium der Elastomere an Hand des erreichten Rückstellvermögens erfassen, für diesen speziellen Anwendungszweck allen anderen vorzuziehen.

In der Tat liefern verschiedene Methoden für das gleiche Material Werte für die Gesamtabbindezeit, die um mehrere Minuten voneinander abweichen können. Untersuchungen von *Viohl* (221) und *Mansfield* (126), in denen die in den ISO-Entwurf (100) aufgenommenen Methoden nach *Schoenemakers* und *Wilson* verglichen werden, haben gezeigt, daß die Abweichungen erwartungsgemäß im Zusammenhang stehen mit den Fließeigenschaften der frisch angemischten Materialien. Danach dämpfen die schwerfließenden Materialien die Lochplatte des *Wilson*-Rheometers schon während der Abbindung so stark, daß eine weitere Versteifung der Massen nicht mehr registriert wird: Die Registrierkurve zeigt einen parallelen Verlauf, obwohl der Abbindeprozeß noch nicht beendet ist und die elastischen Eigenschaften entsprechend unzureichend sind. Umgekehrt kann bei einigen dünnfließenden Massen die erforderliche Elastizität schon während des Abbindens erreicht sein. Das Rheometer registriert bei diesen weichen Materialien noch eine weitere Verfestigung. In diesem Fall ergibt die Rückprall-Methode einen kleineren Wert für die Abbindezeit. Da jedoch die elastischen Eigenschaften bei der Entfernung des Abdruckes von Bedeutung sind, ist auch hier wieder der anhand des Rückstellvermögens ermittelte Wert vorzuziehen. Allerdings ist dieser Wert dann nicht mehr identisch mit der Gesamtabbindezeit. Der Begriff „Abbindezeit" erfährt hier eine Umdeutung nach klinischen Gesichtspunkten mit dem Inhalt: „erforderliche Zeit bis zur gefahrlosen Entfernung des Abdruckes". Diese Zeit ergibt sich als Kompromiß zwischen chemisch-physikalischen Erfordernissen und Belangen von Behandler und Patient. In der Tat wird bei den Verfahren, die auf dem Rückstellvermögen basieren, das Ende der Abbindezeit (t_V) mit speziellen Zahlenwerten und nicht mit Hilfe des horizontalen Kurvenverlaufes definiert (Abb. 15). Im Interesse der Abformgenauigkeit sind die Angaben zur Abbindezeit immer als Minimalwerte anzusehen (163).

Welche von den drei die elastischen Eigenschaften benutzenden Methoden *(Franz u. Ritze, Schoenemakers, Schwickerath)* nun die geeignetste für eine internationale Vereinbarung ist, kann an dieser Stelle nicht beurteilt werden. Dazu wären zunächst umfangreiche vergleichende Untersuchungen nicht nur zur Reproduzierbarkeit, sondern auch zur Zuverlässigkeit der Ergebnisse bezüglich der klinischen Relevanz notwendig, die unseres Wissens noch nicht vorliegen. Grundsätzlich wäre die Meßanordnung vorzuziehen, die am empfindlichsten auf das Auftreten der elastischen Eigenschaften reagiert, somit also die kürzeste Verarbeitungszeit liefert. Eine hohe Nachweisempfindlichkeit würde das Ende der (klinischen) Abbindezeit evtl. exakter festlegen, aber die Meßwerte nicht wesentlich beeinflussen.

Ein weiterer Gesichtspunkt bei der Beurteilung der Methoden ist die Einfachheit der Meßanordnung und Versuchsdurchführung. In diesem Zusammenhang ist darauf hinzuweisen, daß sowohl der Rückprallversuch (55, 173) als auch die Methode nach *Schwickerath* (188) jeweils die Bestimmung von Verarbeitungs- und Abbindezeit ermöglichen, während das Verfahren nach *Schoenemakers* (100, 221) ausdrücklich nur zur Ermittlung der Abbindezeit vorgesehen ist. Die Methode nach *Schwickerath* hat gegenüber den beiden anderen noch den Vorteil, daß sie bei jedem Eindruck ein neues Plättchen benutzt. Obwohl vom Autor nicht vorgesehen, besteht hier die Möglichkeit, die einzelnen Rückstellwerte erst nach dem erfolgten Abbinden der Massen zu vermessen, so daß sich der Experimentator ganz auf die exakte Plazierung der Testkörper konzentrieren und evtl. die Frequenz der Eindrücke erhöhen könnte. Bei einem solchen Vorgehen müßte dann allerdings berücksichtigt werden, welchen Einfluß die Zeit auf die Rückstellung in den einzelnen Phasen der Abbindereaktion hat.

3.3. Mischen

Beim Anmischen sind zwei Faktoren von Bedeutung, einmal die richtige Dosierung von Basismaterial und Härtersubstanz, zum anderen die homogene Durchmischung. Beide Maßnahmen sind durchaus problematisch.
Das Vermischen zweier Substanzen ist umso einfacher, je ähnlicher und je niedriger ihre Viskositäten sind. Diese günstigen Bedingungen sind bei den Elastomeren nicht immer erfüllt; insbesondere bei den Silikonen werden Kombinationen von flüssigen Härtern und knetbaren Basismassen angeboten. Hier geschieht es leicht, daß beim Durchkneten Härterflüssigkeit verspritzt wird (84, 201). Die homogene Verteilung des Härters in der Grundmasse ist Voraussetzung für ein gleichmäßiges Abbinden und damit für die Erzielung optimaler Eigenschaften im abgebundenen Zustand. Es ist daher von großem Vorteil, daß bei etlichen Produkten die zu vermischenden Komponenten unterschiedlich gefärbt sind, so daß anhand eines homogenen Farbtones die Homogenität der Mischung kontrolliert werden kann. Die Mischzeit sollte nicht zu kurz bemessen werden und sich bei Verarbeitungshinweisen eher am Zeitaufwand des Ungeschickten orientieren (148, 158, 167, 188). Die empfohlenen Mischzeiten liegen bei Werten zwischen 30 und 60 s, wobei die Silikone im allgemeinen schneller anzumischen sind als die Polysulfide. Die Empfehlung für den Polyäther liegt bei 45 s.
Die Dosierungsvorschriften der Hersteller bedienen sich ausnahmslos volumetrischer Angaben, da gravimetrische Methoden für die Praxis zu umständlich sind. Verwendet werden Meßgefäße, Tropfflaschen für Härter und — bei Pasten der mittleren Viskositätsklasse — Stranglängen der aus Tuben auszupressenden Materialien. Die Dosierung erfolgt dann durch Zugabe entsprechender Tropfenzahlen pro Meßvolumen oder cm-Stranglänge bzw. entsprechender Stranglängen bei ebenfalls pastenförmigen Härtern. Im letzteren Fall sind die Öffnungsquerschnitte der Tuben so ausgelegt, daß gleiche Stranglängen der Komponenten zu vermischen sind. Diese Dosiervorschriften sind alles andere als genau: *Schwickerath* (188) hat in einer Versuchsreihe festgestellt, daß bei den verschiedenen Dosiermethoden Abweichungen bis zu ± 22% vom Mittelwert auftreten. Die flüssigen Silikon-Härter neigen zum Auskristallisieren (165). Dadurch kann sich der Querschnitt der Tropföffnung verengen, so daß auch das Tropfenvolumen verkleinert wird.

Bei experimentellen Arbeiten mit Abformmaterialien ist deshalb eine gravimetrische Bestimmung der Komponentenmengen unverzichtbar (53, 99). Es ist zu bedauern, daß nicht bei allen Fabrikaten neben der praxisnahen Dosiervorschrift auch die optimalen Mischungen in Gewichtsprozenten angegeben sind.

3.4. Meßergebnisse zum Abbindeverhalten

Entsprechend den theoretischen Überlegungen zeigen alle quantitativen Untersuchungen an elastomeren Abformmaterialien die zu erwartende Abhängigkeit der Verarbeitungs- und Abbindezeit von den Anmischbedingungen und der Temperatur: Die Abbindereaktion verläuft umso schneller, je größer die einer bestimmten Menge Basismaterial zugesetzte Härtermenge und je höher die Temperatur des Reaktionsgemisches ist.

3.4.1. Eigene Untersuchungen

Aus Gründen, die im Kap. 8. noch eingehend erläutert werden, sollte der Einfluß von Temperatur und Härterkonzentration auf die Reaktionsgeschwindigkeit — insbesondere der dünnfließenden Abformmaterialien — unter möglichst praxisnahen Bedingungen quantitativ bestimmt werden. Die Materialien wurden zu diesem Zweck bei verschiedenen Temperaturen gelagert, jedoch bei Raumtemperatur von 21°C (aus wichtigen Gründen wurde der zur Verfügung stehende Klimaraum bei 21°C und 50% Luftfeuchtigkeit gefahren) in unterschiedlichen Konzentrationen angemischt und vermessen. Die Lagertemperaturen waren 4°C, 15°C, 21°C und 30°C. Die zugemischte Härtermenge entsprach entweder den in Tabelle 4 aufgeführten Werten nach Herstellervorschrift (= Normaldosierung = 100%) oder wich bei den Untersuchungen mit über- bzw. unterdosierten Mischungen um jeweils 15 Gew.% von diesem Wert ab.

Die Abbindereaktion wurde anhand des Viskositätsanstieges der Materialien verfolgt. Die Messung erfolgte in einem Rotations-Viskosimeter mit einem Schergefälle von ca. 20 s^{-1}. Da die Versuche nicht isotherm durchgeführt wurden, hatten sich die bei 30°C gelagerten Materialien 3 min nach Mischbeginn auf ca. 27°C abgekühlt, die bei 15°C (4°C) gelagerten in der gleichen Zeit auf 18°C (12°C) erwärmt. Die Abb. 17 und 18 zeigen die Meßergebnisse für zwei Silikone, die Abbildungen 19 und 20 je ein Beispiel für ein Material auf Polysulfid- bzw. Polyäther-Basis (131).

Tabelle 4   Normaldosierung

Material	Xantopren blau	Lastic ultrafeinst	Permlastic light bodied	Impregum
Härtermenge in g pro 100 g Basismaterial	4	3,5	160	13

Die Viskosität-Zeit-Kurven der Silikone lassen erkennen, daß die Ausgangsviskosität der Silikonmassen weitgehend unabhängig ist von der zugesetzten Härtermenge (38) und typisch für die Silikone (149), auch von der Temperatur. Eine Extrapolation der Kurven lie-

3.4. Meßergebnisse zum Abbindeverhalten

fert als Ausgangswert zu Mischbeginn etwa 12 Pa·s für Xantopren-blau und 10 Pa·s für Lastic. Diese von den Versuchsbedingungen unabhängige Ausgangs-Viskosität bedeutet, daß der unterschiedliche Verlauf der einzelnen Kurven allein auf die unterschiedliche Reaktionsgeschwindigkeit der jeweiligen Mischung zurückzuführen ist. Der Verlauf der Viskosität-Zeit-Kurven ist erwartungsgemäß umso steiler, je stärker die Dosierung und je höher die Lagertemperatur der Abformmassen war.

Beim Polysulfid (Abb. 19) und Polyäther (Abb. 20) ist die Viskosität der Abformmassen sehr stark von der Temperatur abhängig (16,81); Impregum erstarrt bei Abkühlung unter $0^\circ C$. Dementsprechend konnten Versuche mit bei $4^\circ C$ gelagerten Proben bei diesem Material nicht durchgeführt werden. Eine Extrapolation der Meßkurven auf t = 0 läßt erkennen, daß bei diesen Massen auch die Härterkonzentration einen Einfluß auf die Anfangsviskosität hat: Je mehr Härter zugesetzt wird, desto dünnflüssiger ist die Mischung. Da bei diesen Materialien der Bezugspunkt einer gemeinsamen Ausgangsviskosität fehlt, sind die unterschiedlichen Kurvenverläufe nicht mehr eindeutig auf verschiedene Reaktionsgeschwindigkeiten zurückzuführen. Dennoch zeigen die einzelnen Kurven zumindest anfänglich ein Anstiegsverhalten, das in Übereinstimmung mit der Erwartung steht.

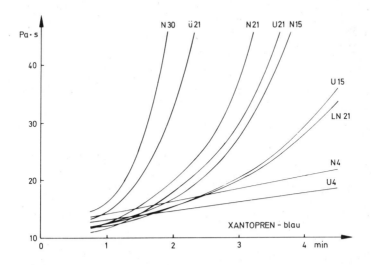

Abb. 17   Viskosität-Zeit-Kurven von „Xantopren blau" bei verschiedenen Versuchsbedingungen. Die Indices kennzeichnen Dosierung (N = normal, U und Ü jeweils 15% unter- bzw. überdosiert) und Lagerungstemperatur in $^\circ C$; L steht für Langzeithärter

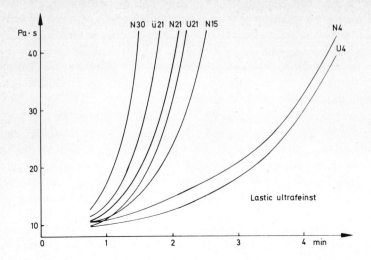

Abb. 18 Viskosität-Zeit-Kurven von „Lastic ultrafeinst" für verschiedene Versuchsbedingungen (Indices siehe Abb. 17)

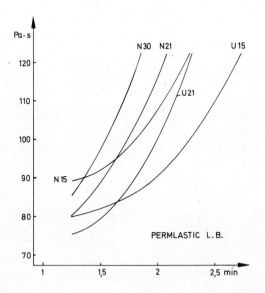

Abb. 19 Viskosität-Zeit-Kurven von „Permlastic l.b." für verschiedene Versuchsbedingungen (Indices siehe Abb. 17)

3.4. Meßergebnisse zum Abbindeverhalten

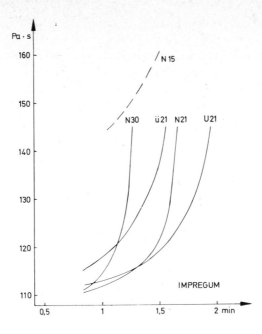

Abb. 20 Viskosität-Zeit-Kurven von „Impregum" bei verschiedenen Versuchsbedingungen (Indices siehe Abb. 17)

3.4.2. Diskussion und Vergleich der Ergebnisse

3.4.2.1. Einfluß der Dosierung

In der Literatur finden sich etliche quantitative Untersuchungen zum Einfluß der Härterdosierung auf die Reaktionsgeschwindigkeit (25, 30, 31, 53, 55, 56, 131, 134, 146, 147, 173, 200), oft jedoch nur im Zusammenhang mit unterschiedlichen Dosierungsvorschriften einzelner nationaler Spezifikationen. Eine eingehendere Untersuchung des Hätereinflusses auf die Reaktion der Silikone wurde durchgeführt von *Braden* (12), der die Konzentration des Alkoxysilans, der eigentlichen Vernetzersubstanz und der als Katalysator fungierenden organischen Zinnverbindung getrennt variiert hat. Danach hat auch die Katalysator-Konzentration selbst bei höheren Werten noch einen beschleunigenden Einfluß auf die Vernetzungsreaktion. Leider ist in dieser schon mehrere Jahre zurückliegenden Arbeit die vom Hersteller empfohlene Dosierung für die untersuchten Materialien nicht vermerkt. Den verschiedenen Messungen kann man den Einfluß der Dosierung auf die Reaktionsgeschwindigkeit entnehmen, indem man die Verarbeitungszeiten, die Abbindezeiten oder, ganz allgemein die Zeiten bis zum Erreichen eines bestimmten Meßwertes der beobachteten Eigenschaft als Funktion der Härterkonzentration darstellt. Dabei ergeben sich sehr unterschiedliche Kurven, da die Werte jeweils materialspezifisch sind und zudem auch noch von den unterschiedlichen Versuchsbedingungen abhängen. Es fällt auch auf, daß bei ein und demselben Material die Dosierung die Verarbeitungszeit anders beeinflußt als die Abbindezeit (25, 54, 146, 200). Das hängt damit zusammen, daß für den erreichten Vernetzungsgrad immer nur ein Indiz, z.B. das Rückstellvermögen oder die Viskosität verfolgt wird, der Zusammenhang dieser Meßgröße mit dem Reaktionsgrad im Verlauf der Reaktion jedoch keineswegs konstant bleiben muß. Es zeigt sich jedoch, daß bei Untersuchungen jüngeren Datums für etliche Silikonmaterialien die graphische Darstellung des Härtereinflusses auf die Verarbeitungszeit (bzw. auf die Zeit bis zum Erreichen einer bestimmten Eigenschaft) Kurven mit nahezu gleichem Anstieg liefert, sofern nur Werte aus der Anfangsphase der Reaktion in Betracht gezogen werden (Abb. 21b). Eine Auftragung der auf den zugehörigen Wert bei 100% Härterkonzentration normierten Meßwerte M, also der Quotienten $M/M_{100\%}$, ergibt dann recht gut eine Gerade (Abb. 21a). Die aus den Abb. 17 und 18 entnommene Konzentrationsabhängigkeit (bei 21°C) der von uns untersuchten Silikone (131) wird durch die Gerade ebenfalls gut wiedergegeben. Die Übereinstimmung bezüglich der Konzentrationsabhängigkeit bedeutet, daß die aufgeführten Materialien nach der gleichen chemischen Reaktion abbinden und daß die Sollkonzentration des Härters, bezogen auf ein Mol des in den Grundmassen vorhandenen Polydimethylsiloxans, praktisch gleich ist. Bei den Materialien auf Polysulfid- und Polyätherbasis haben die Viskosität-Zeit-Kurven der Abb. 19 und 20 keinen gemeinsamen

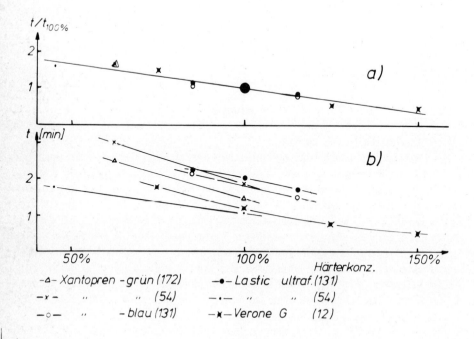

Abb. 21   Reaktionszeiten verschiedener Silikonmaterialien als Funktion der Härterkonzentration

3.4. Meßergebnisse zum Abbindeverhalten

Ausgangspunkt. Würde man bei diesen Materialien ebenfalls ein Viskositätsintervall festlegen und aus der Differenz der zugehörigen Zeitkoordinaten, die für das Durchlaufen dieses Viskositätsintervalles erforderlichen Zeiten in Abhängigkeit von der Härterkonzentration bestimmen, so ergäben sich für jede Probe nicht nur unterschiedliche Endpunkte, sondern auch verschiedene Anfangspunkte des Zeitintervalls, so daß die Aussagen wenig vergleichbar wären. Hier ist es deshalb sinnvoller, ein Zeitintervall festzulegen und den in diesem Zeitabschnitt erfolgten Viskositätsanstieg als Funktion der Härterzugabe zu bestimmen. Dies ist für das Intervall 1,25 – 1,5 min nach Mischbeginn sowohl für Permlastic als auch für Impregum geschehen. Dabei wurden – wie schon bei den Silikonen – nur die Kurven der bei 21°C gelagerten Proben ausgewertet. Man erhält so Werte der Dimension „Viskosität pro Zeiteinheit". In Abb. 22 sind jedoch die reziproken Werte dieser Größe, wieder bezogen auf den Wert für 100% Härterkonzentration, eingetragen. Auf diese Weise wird das Diagramm vergleichbar mit dem entsprechenden Diagramm für Silikone (Abb. 21), in dem ebenfalls Zeiten als Funktion der Härtermenge aufgetragen sind. Selbstverständlich lassen sich auch die Messungen für Silikone nach dem geschilderten Verfahren auswerten. Die so erhaltenen Werte für Lastic-ultrafeinst sind ebenfalls in Abb. 22 eingezeichnet.

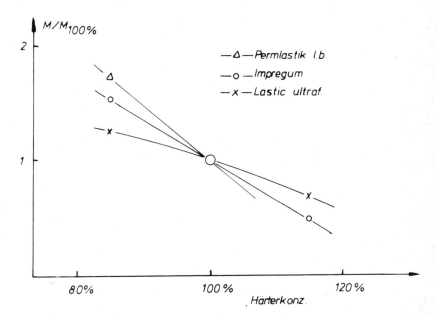

Abb. 22   Viskositätsanstieg als Funktion der Härterkonzentration für Elastomere unterschiedlichen Typs

Eine Ausgleichsgerade durch diese Meßpunkte hat innerhalb der Meßgenauigkeit den gleichen Anstieg wie die Gerade in Abb. 21a. Abb. 22 läßt erkennen, daß nach unseren Untersuchungen die Reaktionsgeschwindigkeit des Polysulfids und des Polyäthers stärker von der Härterkonzentration abhängt als die der Silikone. Dieses Ergebnis steht im Widerspruch zu Angaben von *Braden* (13), wonach die Polysulfide weniger empfindlich auf Konzentrationsänderungen reagieren als Silikone. Bei den Polysulfidmaterialien ist die

Abhängigkeit der Reaktionsgeschwindigkeit von der Härterkonzentration jedoch sehr unterschiedlich (30, 31, 200), vermutlich deshalb, weil die jeweiligen Härterpasten in ihrem PbO_2-Gehalt stark variieren (13). Liegt die PbO_2-Konzentration von vornherein im Überschuß vor, so ist nur mit geringfügigen Konzentrationseffekten zu rechnen.

3.4.2.2. Einfluß der Temperatur, Aktivierungsenergie

Da bei allen dentalen Abformungen die Abformmassen während ihrer Verweilzeit in der Mundhöhle eine Temperaturerhöhung erfahren, ist der Einfluß der Temperatur auf die Abbindereaktionen von besonderer Bedeutung. Mehrere Autoren haben diesen Effekt untersucht (12, 13, 106, 131, 146, 147, 173, 231), zum Teil aber nur für zwei Temperaturen, indem sie Messungen der Abbindecharakteristik zur Bestimmung der Verarbeitungs- und Abbindezeit bei den Werten ihrer Wahl für Raum- und Abbindetemperatur ($\leqslant$Mundtemperatur) durchführten (55, 56, 185, 188, 200, 229).

Das Maß für die Temperaturempfindlichkeit einer chemischen Reaktion ist die Aktivierungsenergie E. Sie ist nach Gleichung 27 gegeben durch die Geschwindigkeitskonstante k, die bei Hochpolymeren einer direkten Messung durch chemische Methoden nur schwer zugänglich ist (90). Man ist deshalb auf eine indirekte Bestimmung der Geschwindigkeitskonstanten angewiesen: k ist proportional zur Reaktionsgeschwindigkeit g_r (Gl. 26), das Zeitintegral über g_r liefert den Umsetzungsgrad U_g (Gl. 24). Für ein gegebenes Reaktionsgemisch ist dann die bis zum Erreichen eines bestimmten Umsetzungsgrades erforderliche Zeit t nur von der Temperatur und damit von k abhängig. Da eine kleine Reaktionsgeschwindigkeit eine lange Reaktionszeit bedingt, ist der Kehrwert von t eine Maßzahl für die Geschwindigkeitskonstante. Wird t für mindestens zwei Temperaturen T_1 und T_2 bestimmt, so läßt sich die Aktivierungsenergie E berechnen:

$$\frac{k_1}{k_2} = \frac{1/t_1}{1/t_2} = \frac{k_0 \cdot \exp(-E/RT_1)}{k_0 \cdot \exp(-E/RT_2)} \qquad (29)$$

$$= \frac{t_2}{t_1} = \exp\left[-\frac{E}{R}\left(\frac{1}{T_1} - \frac{1}{T_2}\right)\right]$$

Liegen Meßwerte für mehrere Temperaturen vor, so trägt man $\ln 1/t$ gegen $1/T$ auf und bestimmt E aus dem Anstieg der Ausgleichsgeraden

$$\ln 1/t = -\frac{E}{R} \cdot \frac{1}{T} + \ln k_0 \qquad (30)$$

Diese Methode setzt voraus, daß das Erreichen eines gegebenen Umsetzungsgrades sicher erkennbar ist. Das ist nicht immer möglich: Während z.B. bei den Silikonen die Viskosität als Indiz für die fortschreitende Reaktion nur von der Reaktionsgeschwindigkeit abhängt, wird diese Meßgröße bei den Polysulfiden und beim Polyäther auch von der Temperatur und der Härterkonzentration beeinflußt. Bei diesen Materialien läßt ein gemeinsamer Viskositätswert der unterschiedlich behandelten Proben nicht auf einen gemeinsamen Reaktionszustand schließen.

3.4. Meßergebnisse zum Abbindeverhalten

Da die Temperaturabhängigkeit der Geschwindigkeitskonstanten k aber auch in den bei unterschiedlichen Temperaturen gemessenen Viskosität-Zeit-Kurven enthalten ist, kann eine Analyse der Kurven zum Ziel führen. Häufig folgt die zeitliche Änderung der Eigenschaften eines Reaktionsgemisches zumindest anfänglich einem Exponentialgesetz der Form

$$A = f(t) = A_O \cdot \exp(\mathcal{K} \cdot t) \tag{31}$$

In einem solchen Fall ergibt die logarithmische Auftragung von A gegen die Zeit eine Gerade. Der Geschwindigkeitsparameter $\mathcal{K}$ mit der Dimension 1/Zeit kann aus dem Anstieg der Geraden ermittelt werden. $\mathcal{K}$ ist die temperaturabhängige Größe der Gleichung 31 und damit ein direktes Maß für die Geschwindigkeitskonstante k der Reaktion. Die Bestimmung der Aktivierungsenergie erfolgt dann analog aus den Gleichungen 29 oder 30, wenn man den Quotienten 1/t durch $\mathcal{K}$ ersetzt.

Die einzigen Angaben zur Aktivierungsenergie von dentalen Abformmaterialien stammen von *Braden* (12, 13, 51). Der Autor hat mit Hilfe des Extrusions-Viskosimeters die Reaktionscharakteristik von Silikonen und Polysulfiden für verschiedene Temperaturen gemessen. Er findet für die Kraft-Zeit-Kurven der Polysulfide eine exponentielle Zeitabhängigkeit entsprechend Gleichung 31 (13), während er für die Silikonmaterialien ein Potenzgesetz der Form $A = B\, t^n$ annimmt (12). Diese Annahme erscheint willkürlich, denn die abgebildeten Meßkurven für Silikone ergeben auch bei halblogarithmischer Darstellung Geraden und können somit durchaus auch als Exponentialkurven interpretiert werden. Das ist zudem für die weitere Auswertung vorteilhafter, da sich aus den Exponenten des Potenzgesetzes kein direkter Zusammenhang mit der Geschwindigkeitskonstanten k ableiten läßt (12). Wir können dem Autor auch nicht folgen, wenn er aus der Existenz der verschiedenen Zeitgesetze auf wesentliche Unterschiede im Abbindeverhalten von Silikonen und Polysulfiden schließt und den Silikonen nach dem Mischbeginn eine Art Inkubationszeit bis zum eigentlichen Start der Reaktion zuschreibt (13). Die dargestellten Meßkurven (12) lassen eine solche anfängliche Verzögerung auch nicht erkennen. Die in diesem Zusammenhang erwähnte Tatsache, daß Polysulfide im Vergleich zu den Silikonen und Polyäthern ihre elastischen Eigenschaften im Verlauf der Abbindereaktion langsamer ausbilden, weil bei diesen Massen die Zahl der kettenverlängernden Reaktionen die der Vernetzungsreaktionen überwiegt (vgl. Abschnitt 3.1. dieses Kapitels), ist für die Temperaturabhängigkeit der Abbindereaktion belanglos.

Für Abformmassen der gleichen chemischen Provenienz sind gleiche Werte der Aktivierungsenergie zu erwarten, sofern sie nach der gleichen chemischen Reaktion abbinden. Die von *Braden* gemessenen Werte sind in Tab. 5 aufgeführt.

Tabelle 5   Aktivierungsenergien

	Braden		Eigene Werte
Silikone:	11 kcal/Mol (46 kJ/Mol)	X – blau: Lastic:	49 kJ/Mol 45 kJ/Mol
Polysulfide:	11,6 kcal/Mol (48,5 kJ/Mol)	Permlastic:	45,5 kJ/Mol
Polyäther:		Impregum:	63(?) kJ/Mol

Die von uns gemessenen Viskositäts-Zeit-Kurven (vgl. Abb. 17, 18, 19) zeigen ebenfalls eine exponentielle Zeitabhängigkeit: Bei der Auftragung von ln η (T) gegen t ergeben sich Geraden. Einige dieser Geraden sind in Abb. 23 für die Silikone und in Abb. 24 für das Polysulfid dargestellt. Anhand der aus dem Anstieg ermittelten Geschwindigkeits-Parameter $\mathscr{H}$ wurden die in Tab. 5 wiedergegebenen Werte der Aktivierungsenergie berechnet.

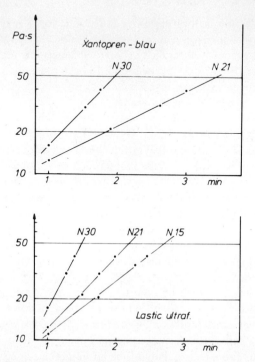

Abb. 23   Viskositätsanstieg zweier Silikone bei verschiedenen Temperaturen in logarithmischer Darstellung als Funktion der Zeit (Indices siehe Abb. 17)

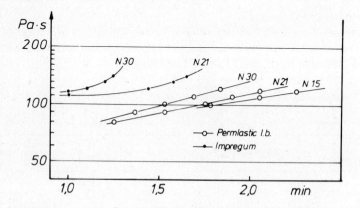

Abb. 24   Viskositätsanstieg eines Polysulfids und eines Polyäthers bei verschiedenen Temperaturen in logarithmischer Darstellung als Funktion der Zeit (Indices siehe Abb. 17)

3.4. Meßergebnisse zum Abbindeverhalten

Es wurde bereits erwähnt, daß die von uns durchgeführten Viskositätsmessungen nicht isotherm erfolgten. Da jedoch die Abkühlung bzw. Erwärmung der nicht bei Raumtemperatur gelagerten Proben nur sehr langsam erfolgte – die Meßwerte der 4°C–Serie sind bei der Berechnung nicht berücksichtigt – erscheint ein Vergleich der so bestimmten Aktivierungsenergien mit den von *Braden* angegebenen Werten berechtigt. Danach ist die Übereinstimmung gut.

Die Viskosität-Zeit-Kurven für den Polyäther (Abb. 20) folgten weder einem exponentiellen noch einem Potenz-Zeitgesetz: weder die halb- noch die doppeltlogarithmische Auftragung der Viskosität gegen die Zeit lieferte eine lineare Abhängigkeit (Abb. 24). Die Funktion $\eta = f(U_g)$ enthält in diesem Fall somit neben der Reaktionsgeschwindigkeit schon in einem frühen Stadium eine weitere zeitabhängige Größe. Dieser Sachverhalt ist möglicherweise darauf zurückzuführen, daß bereits die unangemischte Grundmasse dieses Abformsystems elastische Eigenschaften aufweist (16). Eine zuverlässige Bestimmung der Aktivierungsenergie aus den Viskositätsmessungen ist nicht möglich. Dem in Tab. 5 unter Vorbehalt angegebenen Wert liegen die Anfangssteigungen der beiden Kurven in Abb. 24 zugrunde (jeweils Geraden durch den 1. und 2. Meßpunkt).

Die Aktivierungsenergien der bei Zimmertemperatur durchführbaren Reaktionen haben Werte zwischen 40 und 105 kJ/Mol. Bei Werten unter 40 verläuft eine Reaktion bei Raumtemperatur unmeßbar schnell, bei Werten oberhalb 105 unmeßbar langsam (114). Die Energien für die dentalen Abformmassen auf Silikon- und Polysulfidbasis liegen somit an der unteren Grenze des für Raumtemperaturreaktionen möglichen Intervalls. Zum Vergleich: Die Aktivierungsenergien der Alginat-Abformmassen liegen bei 84 kJ/Mol (der von *Fish* (51) angegebene Wert von 70 kcal/Mol (293 kJ/Mol) ist offensichtlich ein Druckfehler (vgl. 12)).

Die Temperaturabhängigkeit der Abbindereaktionen ist deshalb bei den Elastomeren relativ gering. Dennoch bedeutet eine Temperaturerhöhung um 10°C gegenüber Raumtemperatur für eine mit 46 kJ/Mol aktivierte Reaktion eine Geschwindigkeitssteigerung auf das 1,83-fache, eine Temperaturerniedrigung von 10°C eine Verlangsamung auf das 0,55-fache. (Die entsprechenden Werte für 84 kJ/Mol sind 2,9 und 0,3.) Das ist in Übereinstimmung mit den Angaben von *Dreyer-Jörgensen* (30, 31), wonach die Reaktionsgeschwindigkeit der Polysulfide bei einer Temperaturerhöhung von 10°C nahezu verdoppelt wird.

Abformmaterialien mit höheren Aktivierungsenergien bieten den Vorteil, daß die Reaktion bei niedrigen Temperaturen, also während der Verarbeitungsphase langsamer verlaufen. Andererseits ist aber auch die Temperaturempfindlichkeit größer, so daß sich Schwankungen der Raumtemperatur deutlich stärker auswirken. Dadurch wird vor allem die Zuverlässigkeit von Angaben zur Verarbeitungszeit beeinträchtigt. In diesem Zusammenhang ist auch zu erwähnen, daß der als Raumtemperatur definierte Wert von 23°C eher die untere Grenze der Temperaturen in Praxisräumen festlegt. Die Abweichung der tatsächlichen Temperatur von dem Normwert ist jedoch den meisten Benutzern von Abformmassen nicht bewußt und bleibt somit unberücksichtigt. Wir halten deshalb weniger temperaturempfindliche Abformmaterialien für vorteilhafter. Die daran gekoppelte höhere Reaktionsgeschwindigkeit ergibt sich aus den Verarbeitungshinweisen.

Es wurde versucht, aus den Angaben anderer Autoren (55, 106, 146, 147, 173, 200, 229) zum Temperatureinfluß auf das Abbindeverhalten die Aktivierungsenergien zu berechnen, z.B. aus dem Vergleich der Zeiten, zu denen bei verschiedenen Temperaturen der gleiche Meßwert der zur Bestimmung der Charakteristik benutzten Eigenschaft erreicht war. Die ca. 40 Berechnungen ergaben Werte zwischen 6 und 100 kJ/Mol. Halbwegs sinnvolle Energien zwischen 40 und 80 kJ/Mol resultierten vorzugsweise, wenn zur Berechnung Verarbeitungszeiten herangezogen wurden. Hieraus und aus der enormen Streuung ist zu schließen, daß gleiche, jedoch bei verschiedenen Temperaturen gemessene Werte der Eindringtiefe oder des Rückstellvermögens eines Materials im allgemeinen nicht den selben Umsetzungsgrad widerspiegeln. Die Diskrepanz wird offenbar umso größer, je weiter die Reaktion fortgeschritten ist.

Das mag auch eine Erklärung dafür sein, daß in der Literatur verschiedentlich auf die im Vergleich zu den Silikonen stärkere Temperaturabhängigkeit der Polysulfide bezüglich der Abbindezeit hingewiesen wird (106, 147, 229), ein Effekt, der auf Grund der geringfügig höheren Aktivierungsenergie der Polysulfide (vgl. Tab. 5) allein nicht zu verstehen ist. Es ist zu diskutieren, ob die Temperaturabhängigkeit der mechanischen Eigenschaften in diesem Zusammenhang eine Rolle spielt. Dann müßte die Festigkeit der Silikone mit steigender Temperatur schneller abnehmen als die der Polysulfide, so daß erst ein entsprechend höherer Vernetzungsgrad und damit ein längeres Abbinden der warmen Silikonprobe den gleichen Meßwert der beobachteten Eigenschaft liefert. Diese Annahme steht jedoch im Widerspruch zu einem Charakteristikum der Silikongummi, wonach sich diese Stoffklasse durch eine sehr geringe Temperaturabhängigkeit ihrer physikalischen Eigenschaften gegenüber vergleichbaren Substanzen auszeichnet (149, 178). Eine Erklärung für den unterschiedlichen Temperatureinfluß auf die Meßergebnisse zur Abbindezeit muß daher eher in den Versuchsbedingungen oder anderen Materialeigenschaften wie Reibungswiderstand in der Grenzfläche Material/Penetrometer und Klebrigkeit (Rückprallmethode) gesehen werden.

Lediglich in 11 Fällen ergaben die Resultate der 40 Berechnungen Werte der Aktivierungsenergie zwischen 35 und 55 kJ/Mol. Die Berechnungen können somit weder zur Stützung noch zur Kritik der in Tab. 5 aufgeführten Werte herangezogen werden.

3.5. Reaktionswärme

Bei einer chemischen Reaktion werden im allgemeinen interatomare Bindungen nicht nur neugebildet sondern auch aufgehoben. Dabei erfordert das Öffnen einer Bindung Energie, während bei der Neubildung Energie freigesetzt wird. Läuft die Reaktion wie bei den Elastomeren ohne weiteres Zutun nach dem Zusammenmischen der Ausgangssubstanzen ab, so ist der Endzustand des Reaktionsgemisches energieärmer; die Reaktion ist exotherm.

Bei den Abformmaterialien ist die Wärmetönung offenbar gering. Der Grund ist in erster Linie darin zu sehen, daß die reagierenden Moleküle ein außerordentlich hohes Molekulargewicht besitzen, so daß die einem Mol entsprechende Masse mehrere Kilogramm beträgt. Bezogen auf die Massen- oder Volumeneinheit bleibt dann selbst bei stark exothermen Reaktionen die anfallende Wärmemenge vergleichsweise klein und reicht für eine spürbare Erwärmung des Reaktionsgemisches nicht aus.

Mit einem hinreichend empfindlichen Temperaturfühler ist die Erwärmung der Abformmaterialien während des Abbindeprozesses jedoch durchaus nachweisbar. Um einen großen

3.5. Reaktionswärme

Meßeffekt zu erhalten, haben wir Proben von Abformmassen nach dem Anmischen nach Möglichkeit thermisch isoliert und den Temperaturanstieg T gegen die Temperatur der Materialien vor Mischbeginn (= Raumtemperatur) verfolgt. Da bei Wärmemessungen die Geometrie der Versuchsanordnung die Wärmeabgabe an die Umgebung entscheidend beeinflußt, wurden alle Messungen mit Proben gleichen Volumens im gleichen Isoliergefäß durchgeführt. In den Abb. 25, 26 und 27 sind die Temperatur-Zeit-Kurven für verschiedene Fabrikate wiedergegeben. Alle Kurven zeigen das für Wärmetönungen charakteristische Maximum. Der Temperaturanstieg, bezogen auf die erste Messung nach dem Mischen, beträgt für Permlastic-regular 3,9°C, für die fünf Silikonmassen zwischen 0,2 und 1,1°C und für Impregum 4,2°C. Ein Maß für die bei der Reaktion freigesetzte Wärmemenge ist die Fläche unter der Temperatur-Zeit-Kurve oberhalb einer durch die Versuchsbedingungen festgelegten Kurve. Wählt man in erster Näherung eine Parallele zur Abszissenachse und legt diese bei den einzelnen Kurven durch den Punkt mit der Zeitkoordinate t = 2 min, so läßt sich, ohne diese Messungen kalometrisch auswerten zu wollen, doch sagen, daß die größte Wärmemenge in der Permlastic-Probe freigesetzt wurde und die geringste in der Optosil-Probe. Aus dieser Feststellung können jedoch keine Aussagen über die eigentlichen Reaktionswärmen gemacht werden, da diese Größe auf die Masseneinheit Mol zu beziehen ist, die Molgewichte der verschiedenen Abformmaterialien uns jedoch nicht bekannt sind. Nach Abschnitt 1 dieses Kapitels kann aber angenommen werden, daß von den drei Materialtypen die Polysulfide das niedrigste Molekulargewicht besitzen. Damit wäre die große Wärmemenge pro Volumeneinheit erklärt. Die Erwärmung der Silikone dagegen ist vergleichsweise gering. Auffallend ist der große Effekt bei Silaplast. Vorausgesetzt, daß alle Silikone nach demselben chemischen Prinzip abbinden, also die Reaktionswärme pro Mol für alle Materialien gleich ist, muß aus der größeren Wärmemenge pro Volumeneinheit auf ein kleineres Molekulargewicht geschlossen werden.

Wenn die Abformmaterialien in einem Löffel benutzt werden, ist ihr Oberflächen-Volumen-Verhältnis relativ groß, so daß ein Wärmeaustausch mit der Umgebung begünstigt

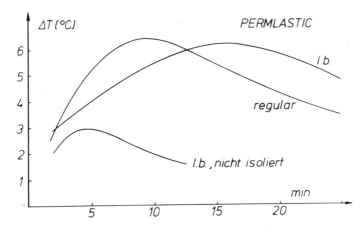

Abb. 25   Wärmetönung bei einem Polysulfidmaterial in einem thermisch isolierten Reaktionsgefäß und in einem Metallöffel (= nicht isoliert)

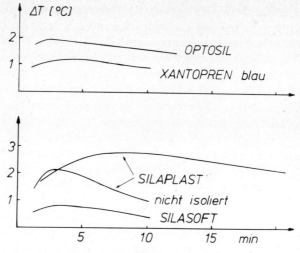

Abb. 26 Wärmetönung verschiedener Silikonmaterialien in einem thermisch isolierten Reaktionsgefäß und in einem Metallöffel (= nicht isoliert)

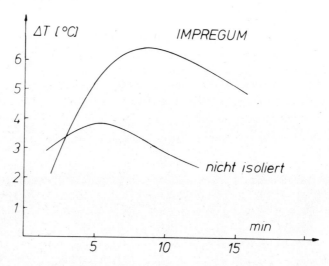

Abb. 27 Wärmetönung eines Polyäthermaterials in einem thermisch isolierten Reaktionsgefäß und in einem Metallöffel (= nicht isoliert)

wird. Bei der praktischen Verwendung der Abformmassen wird deshalb die freiwerdende Wärme schneller abgeführt als bei der gezielten thermischen Isolation der oben erwähnten Versuchsbedingungen. Die Wärmetönung bleibt gering, wie die Temperatur-Zeit-Kurven für Permlastic l.b. (Abb. 25), Silaplast (Abb. 26) und Impregum (Abb. 27) ausweisen, die ohne thermische Isolation in einen Metallöffel eingebracht und dann vermessen wurden. Der Meßfühler befand sich dabei an einem bezüglich der Löffelwandungen zentralen

3.5. Reaktionswärme

Punkt in der Masse. Die Temperaturerhöhung nach Mischende beträgt in allen Fällen etwa 1°C. Das Ausmaß der Wärmetönung ist äußerst empfindlich abhängig von den Versuchsbedingungen und innerhalb einer Probe noch vom Ort. Die den Abb. 25-27 zu entnehmenden Temperaturänderungen dürfen deshalb nicht einfach übertragen werden.

Die Meßwerte legen es nahe, die Auswirkungen der Reaktionswärme bei den Elastomeren nicht generell zu übersehen, wenn auch der Effekt bei einigen Silikonen vernachlässigbar klein und bei den beiden anderen Materialtypen unter praxisnahen Bedingungen keinen gravierenden Einfluß in Richtung auf eine Kürzung der Verarbeitungszeit haben. Unseres Wissens findet sich in der zahnärztlichen Literatur nur ein Hinweis von *Dreyer-Jörgensen* (30, 31) auf die Abbindewärme von Polysulfidabformmassen. *Elborn* (45) erwähnt zwar die Reaktionswärme von Abformmaterialien als einen Faktor, der die Temperaturänderung nach dem Einbringen in die Mundhöhle beeinflußt, macht aber diesbezüglich keinerlei Aussagen über die Größe des Effektes bei elastomeren Materialien.

Von größerer Bedeutung ist dagegen der Temperaturanstieg der Massen während oder, genauer gesagt, aufgrund des Mischvorganges. Infolge der inneren Reibung wird beim Rühren, Spateln oder Kneten Verformungsenergie in Wärme umgesetzt. Der Temperaturanstieg nach Mischende ist somit nicht nur auf die Reaktionswärme zurückzuführen. Das wird schon deutlich, wenn man die Kurven in den Abbildungen 25-27 auf t = 0 extrapoliert; sie schneiden dann die Ordinate oberhalb des Koordinatenursprunges und täuschen damit eine zu hohe Anfangstemperatur vor. Der einfachste Beweis für diese Erwärmungsursache ist der Temperaturanstieg der Materialien bei einem simulierten Mischvorgang ohne Härterzugabe. Beim Rühren eines Meßbechers voll Xantopren blau ergab sich nach 60 s eine Temperaturerhöhung von 0,5°C, beim Durchspateln von 2 Löffeln Optosil war die Temperatur der Masse nach 45 s um 1,5°C und nach weiteren 60 s um 2,8°C erhöht. Ein Einfluß der Handwärme war bei diesen wie bei allen vorausgehenden Versuchen selbstverständlich ausgeschlossen.

Bei den knetbaren Materialien spielt aber auch die Handwärme eine nicht zu unterschätzende Rolle (55), da ein homogenes Vermischen von Härter und Grundmasse in hinreichend kurzer Zeit am besten mit den Fingern zu bewerkstelligen ist (24). Dementsprechend wird in der Praxis häufig so verfahren. Wenn dann noch als Knetunterlage der Teller der zweiten Hand benutzt wird, so kann sich das Material um 6°C und mehr erwärmen. Wenn also schon auf das Kneten mit den Fingern nicht verzichtet wird, sollte zumindest ein Mischblock oder eine Mischplatte verwendet werden. So bearbeitete Proben gleicher Menge erfahren aber immer noch eine Erwärmung von 3-4°C während der Mischprozedur.

Das Mischen von Hand (Rühren, Spachteln, Kneten) kann nicht normiert werden. Die deutlich unterschiedlichen ersten Meßwerte der jeweiligen Kurven für Permlastic (Abb. 26) und Impregum (Abb. 27) sind deshalb auf unterschiedlich intensives Mischen zurückzuführen. Auch bei diesem Effekt haben die den Wärmeausgleich bestimmenden Umgebungsbedingungen einen entscheidenen Einfluß auf die Temperaturänderung. Gleiche Bedingungen vorausgesetzt, ist die Erwärmung umso höher, je größer die innere Reibung des Materials, je höher also seine Viskosität ist.

Bei den Untersuchungen von *Schwindling* zur Langzeitkontraktion der elastomeren Abformmaterialien finden sich Meßkurven, deren anfänglicher Verlauf auf eine Wärmetönung während der Abbindereaktion hinweist. In der vom Autor entwickelten Apparatur (195) kann das Dimensionsverhalten der Proben bereits 2 min nach Mischbeginn registriert werden. Um praxisnahe Bedingungen zu imitieren, werden die Proben im allgemeinen während der Abbindezeit erwärmt. Das Gerät registriert dabei eine Probenverlängerung aufgrund der thermischen Expansion (Abb. 28b). Es wurden jedoch auch einige Messungen durchgeführt, bei denen das Abbinden der Proben bei Raumtemperatur, ohne zusätzliche Wärmezufuhr von außen erfolgte. Dennoch wird in diesen Fällen ein ähnlicher Expansions-Peak registriert (Abb. 28a). Weitere Meßkurven gestatten die Bestimmung des linearen thermischen Expansionskoeffizienten der untersuchten Materialien (Abb. 28c). Rechnet man danach die Peak-Höhe aus Abb. 28 a in die zugehörige Temperaturerhöhung um, so ist zu beachten, daß sich die Proben während des Abbindens in einem Metallgehäuse befinden, das eine Expansion der zunächst noch flüssigen Massen nur nach oben hin gestattet. Der anfänglich von der Apparatur registrierte Ausschlag ist somit ein Maß für

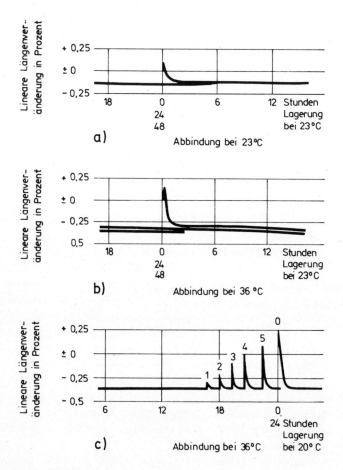

Abb. 28 Kontraktion-Zeit-Diagramme vom „Impregum" a) Abbinden und Lagern bei gleicher Temperatur, b) Abbinden bei erhöhter Temperatur, c) Expansion und Kontraktion bei zwischenzeitlicher Temperaturerhöhung auf 23° (1), 26° (2), 30° (3), 33° (4), und 36° (5); nach *Schwindling* (196)

die Gesamt-Volumenänderung. Erst nach dem Abbinden und der Entfernung des Gehäuses entspricht der Ausschlag des Gerätes dem linearen Ausdehnungskoeffizienten. Bei isotropen Stoffen verhalten sich Volumenkoeffizient und linearer Koeffizient, kleine Werte vorausgesetzt, wie 3:1. In erster Näherung ist deshalb mit einem Drittel der Peak-Höhe oder aber mit dreifachen Wert des linearen thermischen Ausdehnungskoeffizienten zu rechnen. Die so erhaltenen Werte der Wärmetönung von 0,8°C für den Polyäther (196) und 0,7°C für das Beispiel eines Silikons (198) erscheinen für die Versuchsbedingungen (6 cm³ Material in einem Metallgehäuse) durchaus realistisch (vgl. Abb. 26 und 27).
Es sei erwähnt, daß nicht zuletzt diese Messungen von *Schwindling* uns veranlaßten, einige Temperatur-Zeit-Kurven während der Abbindephase von Elastomeren zu messen. Es bleibt zu klären, welchen Einfluß Reibungs- und Reaktionswärme insbesondere auf die Verarbeitungszeit haben. *Pearson* (154) weist darauf hin, daß die Abbindezeit von Polysulfiden durch längeres Anmischen verkürzt wird. In den Spezifikationen ist dieser Effekt bisher nicht berücksichtigt.

3.6. Mischungen verschiedener Abformmaterialien

Sowohl die Polysulfide als auch die Silikone werden in zahlreichen Variationen bezüglich ihrer Fließfähigkeit und Reaktionsgeschwindigkeit angeboten. Dabei kann die Reaktionsgeschwindigkeit vom Benutzer in gewissen Grenzen über die zugesetzte Härtermenge beeinflußt werden. Manchmal kann es jedoch auch wünschenswert sein, die Fließfähigkeit einer Masse exakt einem speziellen Abformproblem anzupassen. So hat sich in der Defekt-Prothetik bei der Abformung großer Resektionshöhlen ein sukzessives Vorgehen bewährt, bei dem von der ersten bis zur letzten Charge die Fließfähigkeit des Abformmaterials kontinuierlich erhöht wird, indem man einer höher gefüllten Masse zunehmend dünnfließendes Material des gleichen Typs zumischt (160). Das Mischen der Grundmassen erfolgt dabei vor der Härterzugabe, so daß ausreichend Zeit zur Homogenisierung zur Verfügung steht. Eingehendere Untersuchungen (107) haben gezeigt, daß die Abbindezeit solcher Gemische zwischen denen der reinen Komponenten liegt und ihre Abweichung von den Grenzwerten der Konzentration der Mischung proportional ist. Über die Eigenschaften dieser Massen im abgebundenen Zustand liegen keine Angaben vor.
Versuche, auch Materialien unterschiedlicher chemischer Provenienz zu mischen (108), halten wir dagegen für wenig sinnvoll, solange nicht erwiesen ist, daß dadurch die Eigenschaften im festen Zustand ganz wesentlich gegenüber denen der reinen Materialien verbessert werden können.

3.7. Haltbarkeit

In den ersten Jahren nach Einführung der Polysulfide und Silikone als dentale Abformmaterialien hat die Frage nach der Haltbarkeit der unangemischten Materialien in der angloamerikanischen Literatur eine gewisse Beachtung gefunden. Dabei zeigten insbesondere die Silikone innerhalb weniger Monate und in Abhängigkeit von der Lagerungstemperatur Veränderungen sowohl der Viskosität der Grundmassen als auch der Verarbeitungs- und Abbindezeiten (68, 135, 146, 200). Einige Materialien erfuhren auch eine Abscheidung flüssiger Komponenten.

Im Laufe der Entwicklung wurde die Lagerfähigkeit der Elastomere jedoch deutlich verbessert (25, 147). Darüberhinaus ist anzunehmen, daß sich das Problem auf Grund des mit zunehmender Verbreitung der Elastomere erhöhten Materialdurchsatzes zum Teil auch von selbst erledigt hat. In der neueren Literatur wird die Frage der Haltbarkeit praktisch nicht mehr diskutiert. Es gilt jedoch ganz allgemein die Empfehlung, die Materialien kühl zu lagern und angebrochene Behälter unverzüglich wieder zu verschließen. Vor allem die Silikonhärter werden bei höheren Temperaturen und/oder Luftzutritt inaktiv (56, 59). Die Spezifikationsentwürfe (27, 100, 140) sehen eine Angabe des Herstellers zum Verfalldatum vor.

4. Volumenänderungen

In den vorausgehenden Kapiteln wurde auf die Bedeutung einer ausreichenden Fließfähigkeit und auf die Notwendigkeit, die Abformung innerhalb einer für das benutzte Material charakteristischen Verarbeitungszeit zu beenden, hingewiesen. Diese Voraussetzungen für eine hohe Abformgenauigkeit sind durch die Wahl eines geeigneten Materials praktisch immer zu erfüllen.
Eine andere Fehlerursache ist dagegen grundsätzlich nicht zu vermeiden, sondern nur in ihrer Auswirkung durch eine angepaßte Abformtechnik zu minimalisieren. Gemeint sind die Volumenänderungen, die immer mit der Verfestigung von viskosen und plastischen Massen einhergehen. In den meisten Fällen ist ein Abbindeprozeß mit einer Kontraktion verbunden, so auch bei den Elastomeren; es gibt jedoch Ausnahmen, wie z.B. Gips. Der Einfluß von Volumenänderungen auf die Abformgenauigkeit wird zusätzlich kompliziert und unübersichtlich durch äußere Einwirkungen, indem sich Haftkräfte zwischen Löffelwandungen und Abformmaterial den Kontraktions- oder Expansionskräften überlagern. Die Zusammenhänge sind von genereller Bedeutung; Volumenänderungen treten nicht nur während der eigentlichen Abbindephase, sondern auch als Folge von Lagerung, Quellung, Verdunstung und Temperaturänderungen auf. Die in der Literatur gegebenen Deutungsversuche dieser Volumeneffekte sind z.T. unklar oder gar falsch (59, 78, 87, 89, 93, 95, 99, 135, 155, 181, 190, 220). Im folgenden soll deshalb etwas näher auf die an sich einfachen theoretischen Zusammenhänge eingegangen werden.

4.1. Freie Volumenänderungen

Unabhängig von der Ursache einer Volumenänderung resultiert die Expansion aus einer Abstandsvergrößerung und die Kontraktion aus einer Abstandsverringerung der Atome bzw. Moleküle des betrachteten Materials. Für einen Festkörper mit kubischer Kristallgittersymmetrie ergibt sich anhand einer einfachen mathematisch-physikalischen Beweisführung (136, 137), daß bei einer Volumenänderung alle Gitterpunkte ihren Abstand zueinander im gleichen Verhältnis ändern. Eine solche Volumenänderung heißt maßstäblich oder winkeltreu. Das Verhältnis $\Delta l/l_0$ der Abstandsänderung Δl zweier beliebiger Punkte im Festkörper zum Abstand l_0 vor der Veränderung wird als linearer Ausdehnungskoeffizient bezeichnet und in aller Regel in %lin angegeben. Ein negatives Vorzeichen dieses Koeffizienten kennzeichnet eine Kontraktion.
Dieses isotrope Volumenverhalten gilt nur für Materialien mit kubischer Kristallstruktur und für amorphe Stoffe. Anisotropes Verhalten, z.B. von Substanzen mit nicht kubischem Gitter, ist aber exakt nur an einem Einkristall dieser Substanz nachzuweisen. Ein Werkstück dagegen, das aus vielen anisotropen, in ihrer Orientierung statistisch verteilten Kristallen besteht, verhält sich als Ganzes gesehen isotrop; man bezeichnet es als quasiisotrop. Für die elastomeren Abformmaterialien ist der amorphe und damit isotrope Zustand anzunehmen. Diese Eigenschaft ist von Dauer, da vernetzte Hochpolymere im Gegensatz zu Materialien mit unvernetzten Fadenmolekülen durch Tempern oder Recken nicht in einen teilkristallinen Zustand überführt werden können (176).

4.2. Behinderte Volumenänderungen

Im allgemeinen kann ein Festkörper sein Volumen nicht unbeeinflußt von äußeren Gegebenheiten ändern, da durch die Art und Weise seiner Aufhängung, Halterung oder Lagerung Fixpunkte, also Punkte, die während der Volumenänderung ortsfest bleiben, festgelegt werden. Diese Fixpunkte bestimmen Richtung und Betrag der Bewegung aller anderen Punkte des Körpers. Das sei anhand der Abb. 29 erläutert.

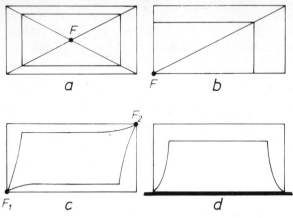

Abb. 29   Maßstäbliche und verzerrte Volumenänderungen

Der übersichtlicheren Darstellung wegen ist der zweidimensionale Fall eines Körperquerschnittes gewählt; die Aussagen lassen sich jedoch in einfacher Weise auf die dritte Dimension übertragen. Das als Beispiel gewählte Rechteck sei zunächst im Diagonalen-Schnittpunkt fixiert (Abb. 29a). Bei einer Kontraktion (Expansion) entsteht ein maßstäblich verkleinertes (vergrößertes) Rechteck. Mit Ausnahme des Fixpunktes haben bei der Veränderung alle Punkte des Rechteckes ihre Position verändert und zwar entlang einer Graden, die durch den betrachteten Punkt und den Fixpunkt gegeben ist. Die Ortsänderung eines jeden Punktes ist dabei gleich dem Produkt seines ursprünglichen Abstandes vom Fixpunkt mit dem linearen Ausdehnungskoeffizienten der Volumenänderung. Wird der Fixpunkt verlegt, z.B. in den unteren linken Punkt des Rechteckes (Abb. 29b), so erfahren alle anderen Punkte bei einer Kontraktion eine Verschiebung in Richtung dieses Eckpunktes, deren Betrag wieder proportional zum ursprünglichen Abstand des Punktes vom neuen Fixpunkt ist. Unabhängig von der Lage des Fixpunktes, die natürlich auch außerhalb des Rechteckes gewählt werden kann, erfolgt die Veränderung der Fläche und entsprechend auch die eines Körpers bei Vorhandensein nur *eines Fixpunktes* maßstabgerecht.

Wenn bei einer Volumenänderung jedoch mehr als ein Körperpunkt ortsfest gehalten wird (Abb. 29c und d), dann entstehen durch den äußeren Zwang zusätzliche Kräfte, die sich den Kontraktions- oder Expansionskräften überlagern. Die Atome bzw. Moleküle können zumindest in Teilbereichen des Körpers nicht die der neuen Situation entsprechende Abstände einnehmen, die Volumenänderung erfolgt anisotrop. Die neuen Körperabmessungen sind gegenüber der Ausgangsform maßstäblich verzerrt. Der verzerrte Körper unterliegt dabei mechanischen Spannungen. So lange diese Spannungen nur eine elastische Deformation im Werkstück hervorrufen, kann die Verzerrung mit der Behebung des äußeren Zwanges – z.B. Freigabe eines Fixpunktes in Abb. 29c – wieder verschwinden. War dagegen die Spannung groß genug, den Körper plastisch zu verformen, dann bleibt auch nach dem Verschwinden der Verzerrungsursache zumindest ein Teil der Verzerrung vorhanden (136).

4.3. Situation bei der Abformung

Bei Abformungen in der Mundhöhle benutzt man geeignete Materialträger, in die die Abformmassen nach dem Anmischen gefüllt werden. Mit Hilfe dieser Abformlöffel (oder Ringe bei der Abformung einzelner Zahnstümpfe) gelingt in relativ einfacher Weise eine schnelle und saubere Applikation. Die manuelle Krafteinwirkung auf den Löffelboden erzeugt aufgrund des Abflußwiderstandes in dem flüssigen Abformmaterial einen allseitigen Druck, der eine gleichmäßige Verteilung der Masse auch in den schwerer zugänglichen Gebieten ermöglicht.

Für die elastischen Abformmaterialien hat der Abformlöffel eine weitere wichtige Funktion. Wegen der gummielastischen Eigenschaften im festen Zustand reagieren diese Materialien schon auf geringe Zug-, Druck- oder Scherspannungen mit deutlichen Formänderungen. Ohne Löffel würde ein solcher Abdruck im weiteren Verarbeitungsprozeß, z.B. beim Ausgießen mit Gips, eventuell sogar schon aufgrund seines Eigengewichtes deformiert. Ein starrer Löffel zur Stabilisierung des fertigen Abdruckes ist deshalb bei den Elastomeren unverzichtbar. Dieser Stützeffekt ist jedoch nur dann zuverlässig gewährleistet, wenn das Abformmaterial überall fest an den Löffelwandungen haftet. Eine ausreichende Haftung zwischen Material und Löffel ist somit Voraussetzung für die Brauchbarkeit eines Abdruckes (24, 34, 35, 49, 56, 71, 86, 92, 158, 162, 200). Bei den Elastomeren wird die Haftung fast ausnahmslos durch spezielle Adhäsivlacke vermittelt, mit denen die Innenseite der Löffel vor Gebrauch bestrichen werden muß. Die mechanische Retention durch Perforationen in der Löffelwand allein reicht im allgemeinen nicht aus, ein Abreißen des Abdruckmaterials vom Löffel beim Lösen des Abdruckes von der abgeformten Kieferpartie zu vermeiden.

4.3.1. Auswirkungen auf das Abdrucknegativ

Bei allen Volumenänderungen der Abformmaterialien im Löffel- oder Kupferring muß deshalb immer mit beeinflußten und damit nicht maßstäblichen Dimensionsänderungen gerechnet werden. Bei einer Kontraktion wird das Material zur Löffelwandung hinschrumpfen (Abb. 30) solange die Haftkräfte ausreichen, ein Abreißen des Abdruckes vom Löffel zu verhindern. Durch dieses Aufschrumpfen wird das Abformlumen, also das Negativ des abgeformten Zahnstumpfes vergrößert. Da der Absolutbetrag der Schrumpfung abhängig ist von der Schichtdicke des schrumpfenden Materials, werden die verschiedenen Zonen des Lumens nicht proportional zum jeweiligen Durchmesser des Lumens – das wäre eine maßstäbliche Vergrößerung – sondern entsprechend der Wandstärke des Abformmaterials im betrachteten Bereich vergrößert. Bei der in Abb. 30 wiedergegebenen Situation, wird das Lumen somit zervikal weniger stark erweitert als weiter okklusal.

Wegen der Schrumpfung wird im allgemeinen auch die Tiefe t des Lumens von der Höhe h des Stumpfes abweichen. Da aber nicht nur die Position des Lumenbodens (s_2) sondern auch die der Kanten (s_1) im oberen Teil des Löffels verändert wird (vgl. Abb. 30), ist die Gesamtabweichung $\triangle h$ gleich der Differenz dieser Veränderungen:

$$\triangle h = h - t = s_2 - s_1 \tag{32}$$

s_1 und s_2 hängen ab auch von der jeweiligen Schichtdicke der Abformmasse. Eine generelle Voraussage über das Vorzeichen von $\triangle h$ ist somit nicht möglich.

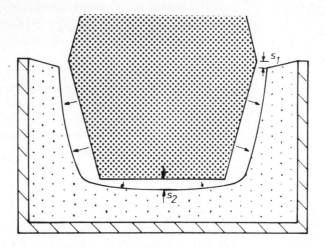

Abb. 30   Durch Kontraktion vergrößertes Abformnegativ eines Stumpfes

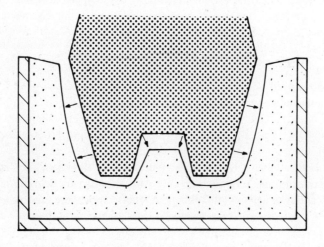

Abb. 31   Durch Kontraktion verkleinertes Abformnegativ einer Kavität

4.3. Situation bei der Abformung

In der Höhe des Lumenbodens und in der durchgehenden Materialschicht darunter sind zumindest in dem symmetrischen Beispiel der Abb. 30 seitliche Materialverschiebungen auf Grund einer Kontraktion nur sehr geringfügig, da sich hier die Haftwirkung der gegenüberliegenden Löffelwände weitgehend kompensiert. Dieser Effekt wird noch durch die Haftung des Materials am Löffelboden unterstützt. Der Lumenboden ist durch Schrumpfung in Richtung Löffelboden verlagert und das umso mehr, je geringer der diese Verlagerung kompensierende Einfluß der seitlichen Löffelwände ist. Infolge aller dieser Vorgänge wird der Übergang der seitlichen Lumenwände in die Bodenfläche abgeflacht.

Abb. 31 zeigt die Situation bei der Abformung einer Kavität. Der Stumpf ist der Einfachheit halber wieder konisch gezeichnet; das bedeutet keine allzu große Willkür, wenn damit nur der oberhalb des Äquators befindliche Teil eines natürlichen Zahnes skizziert wird. Der Kavität entspricht im Abdruck ein erhabener Teil, der an seiner freien, pulpanahen Seite in der Schrumpfung weniger behindert ist als okklusal, am Übergang zum Abdruck, welcher in diesem Bereich wegen seiner Nähe zum Löffelboden praktisch keine seitlichen Verschiebungen relativ zum Löffel erfährt, so daß wegen der auch hier zu erwartenden Abflachung der Kavitätendurchmesser eher etwas zu groß wiedergegeben wird (vgl. Abb. 29 d). Man beachte, daß das Abdrucknegativ den Stumpf zu groß, die Kavität jedoch zu klein widergibt.

Die Abb. 30 und 31 zeigen Lateralschnitte durch die Stumpfachsen. Die eingezeichneten Werte der Lumenverzerrungen sind nicht rotationssymmetrisch bezüglich der Achse: in einer anderen Schnittebene finden sich andere Wandstärken des Abformmaterials und damit andere Absolutwerte der Schrumpfung. So werden in der Aufsicht kreisrunde Lumina durch Schrumpfen der Abformmasse im Löffel elliptisch verzerrt, wenn die Wandstärken nicht der Kreissymmetrie der Lumina entsprechen (Abb. 32).

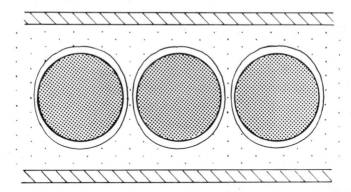

Abb. 32 Verzerrungen durch Kontraktion unterschiedlich dicker Materialschichten

Wegen der unvermeidbaren Volumenänderungen ergibt sich ein weiteres Argument für die Bedeutung der Haftung zwischen Abformmaterial und Löffelwänden. Durch die Haftung werden die Effekte der Kontraktion sozusagen lokalisiert, so daß z.B. die Position weit entfernter Stümpfe nahezu unverändert bleibt. Bei freier Kontraktion könnte ihr Abstand selbst bei kleinen Koeffizienten wegen der großen Distanz in einem Ausmaß verringert werden, das bei der Anfertigung größerer Brückenarbeiten nicht mehr zu tolerieren wäre.

4.3.2. Zug- und Scherspannungen im Abformmaterial

Wird die Volumenänderung eines Festkörpers behindert, so entstehen in ihm mechanische Spannungen, die mit den die Störung verursachenden Kräften im Gleichgewicht sind. Der gleiche Spannungszustand würde sich ergeben, wenn der Körper zunächst die Möglichkeit hätte, sein Volumen frei zu ändern und erst dann durch die Anwendung äußerer Kräfte in dieselbe Konfiguration wie nach Beendigung der behinderten Volumenänderungen überführt würde. Für den Fall, daß nur elastische Deformationen auftreten, lassen sich über diesen Umweg die Spannungen für geometrisch einfache Fälle leicht berechnen. So gilt für die Zugspannung in einem Werkstück mit gleichmäßigem Querschnitt, das an seinen Enden fixiert ist (Abb. 33) und somit seine Länge bei einer Kontraktion nicht ändern kann (Abformmaterial zwischen den Wänden eines starren Löffels)

$$\sigma = E \cdot \epsilon \qquad (33)$$

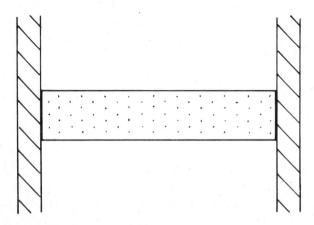

Abb. 33   Kontraktion bei unveränderlicher Länge

wobei E der Elastizitätsmodul und ϵ die Dehnung des Werkstückes gegenüber der spannungsfreien Situation bei ungehinderter Schrumpfung ist. Bei einer flächenhaften Fixierung eines Werkstückes (Haften der Abformmasse an *einer* Löffelwand) ist die Behinderung zweidimensional, so daß hier die immer im Sinne einer Entlastung wirkende Querkontraktion nicht möglich wird. Für die Schubspannungen in der Grenzfläche Unterlage/Werkstück gilt

$$\tau = \frac{E \cdot \epsilon}{1 - \mu} \qquad (34)$$

μ ist die *Poisson'sche* Zahl. Bei elastischen Prozessen ist ihr Wert notwendig kleiner als 0,5 und ergibt sich für die meisten Materialien zu 0,2 – 0,25 (113). Sofern keine zusätzlichen Kräfte auf den Abdruck wirken, ist also für ein gegebenes ϵ die Schubspannung τ zwischen Löffel und Abdruckmaterial immer größer als die Zugspannung σ. Die Gleichung 34 gilt auch für zur Löffelwand parallele Ebene im Abformmaterial mit dem in der jeweiligen Ebene gemessenen Dehnungswert (vgl. Abb. 29 d).

Die Situation des im Löffel haftenden Abformmaterials ist gekennzeichnet durch eine Überlagerung der für die beiden Grenzfälle dargelegten Spannungszustände. Während eine qualitative Beschreibung der Effekte für verschiedene Punkte in der Abformmasse noch relativ einfach ist (vgl. Abb. 30-32) dürften quantitative Aussagen im allgemeinen am Rechenaufwand scheitern.

Die Spannungen in der Abformmasse beruhen auf der Haftung zum Löffel, der somit ebenfalls deformierenden Kräften entgegengesetzter Richtung ausgesetzt ist. Solche Löffeldeformation können unter Umständen beträchtlich sein (138); sie bewirken eine teilweise Entlastung des Abformmaterials und damit eine Verkleinerung des Abformlumens gegenüber dem Fall des idealstarren Löffels. Auf diese Zusammenhänge wird noch näher eingegangen werden.

4.3.3. Einfluß des Fließvermögens

Bei den bisherigen Überlegungen wurde stillschweigend vorausgesetzt, daß es sich bei den betrachteten Fällen um Volumenänderungen fester Körper handelt. Sind dagegen Flüssigkeiten Volumenänderungen unterworfen, so bewirken schon kleinste äußere Kräfte ein Fließen, also eine bleibende Deformation. In einem offenen, starren Gefäß wird eine Expansion (Kontraktion) lediglich das Niveau der Flüssigkeitsoberfläche heben (senken) aber sicher nicht durch seitliche Expansion das Gefäß sprengen.

Deswegen ist bei den Abformmaterialien zumindest im Anfangsstadium ihrer Abbindereaktion zu erwarten, daß die Abbindekontraktion durch Nachfließen von der freien Oberfläche kompensiert wird. Mit fortschreitender Reaktion wird das Fließen zunehmend erschwert, bis schließlich ein Zustand erreicht ist, bei dem die Produktionsrate der durch das Zusammenwirken von inneren (Kontraktionskräften) und äußeren Kräften (Haftkräften) erzeugten Spannungen deren Abbau durch Nachfließen des Materials überwiegt. Erst jetzt können sich Spannungen aufbauen, die ein gerichtetes Schrumpfen und die daraus resultierenden Verzerrungen des Abformlumens erzwingen. Während eines Abbindeprozesses wirkt sich somit immer nur ein Bruchteil der damit verbundenen Volumenänderungen in der in den vorausgehenden Abschnitten beschriebenen Weise aus (136).

Da Fließvorgänge immer auch zeitabhängig sind, ist bei einer schnellen Abbindereaktion der Zeitpunkt, bis zu dem eine Kompensation der Volumenänderung durch Nachfließen möglich ist, relativ früher erreicht als bei einer langsamen Reaktion, die dem Material mehr Zeit läßt, Spannungszustände durch Nachfließen abzubauen. Analoge Aussagen ergeben sich beim Vergleich eines schwer- und eines leichtfließenden Abformmaterials, bzw. eines kleinen und eines großen Strömungsquerschnittes. Die Kenntnis des während der gesamten Abbindung erfolgenden Volumeneffektes ist deshalb für die Vorhersage der zu erwartenden Abformgenauigkeit wenig hilfreich.

4.4. Ursachen der Volumenänderungen

Bevor auf die einzelnen Ursachen zur Volumenänderung näher eingegangen wird, sollen zunächst die experimentellen Methoden zur Erfassung von Volumeneffekten der Abformmaterialien vorgestellt werden.

4.4.1. Meßmethoden

Zur experimentellen Untersuchung von Volumenänderungen in Abformmaterialien während des Abbindeprozesses und danach bieten sich zwei Methoden an. Einmal kann die Volumenänderung an einem „freien" Probekörper bestimmt werden, entweder durch unmittelbare Volumenmessungen oder – in vielen Fällen einfacher und genauer – durch Längenmessungen, sofern das zu untersuchende Material ein isotropes bzw. quasiisotropes Volumenverhalten zeigt. Bei der zweiten Methode werden unter Verwendung von Abformlöffeln mit den zu prüfenden Materialien geometrisch möglichst regelmäßige Phantommodelle der verschiedenen klinischen Situationen abgeformt. Anschließend werden entweder die Negativformen des Abdruckes (direkter Vergleich) oder aber die nach diesem Abdruck hergestellten Arbeitsmodelle (indirekter Vergleich) vermessen und mit dem Phantommodell verglichen. Beim indirekten Vergleich ist zu berücksichtigen, daß der Modellwerkstoff selbst Volumenänderungen unterworfen sein kann, die sich dann den Effekten im Abformmaterial überlagern.

Die nach der ersten Methode bestimmten Meßwerte beruhen auf freier Volumenänderung. Diese Werte sind somit charakteristische Konstanten und geeignet zum Vergleich verschiedener Materialien bezüglich ihres Volumenverhaltens. Die Resultate der zweiten Methode werden außer vom charakteristischen Expansionskoeffizienten ganz entscheidend beeinflußt von der Geometrie der Versuchsanordnung und den mechanischen Eigenschaften des Löffels. Außerdem hat, wie noch gezeigt werden wird, die Technik der Abformung einen beachtlichen Einfluß auf die Genauigkeit des Abdrucknegatives. Aus diesen Gründen ist es praktisch unmöglich, nach dieser Methode gewonnene Angaben verschiedener Autoren quantitativ zu vergleichen. Der Vorteil der Methode ist, daß die Resultate in anschaulicher Weise die Veränderungen des Abdrucknegatives, bzw. des Arbeitsmodelles aufgrund der durch den Löffel beeinflußten Volumenänderungen des Abformmaterials aufzeigen. Genaue Berechnungen der bei einer konkreten klinischen Abformung zu erwartenden Abweichungen sind ohnehin praktisch nicht durchführbar.

4.4.2. Abbindekontraktion

Wie in Kapitel 3.1. erwähnt, nimmt bei Vernetzungsreaktionen immer auch der Polymerisationsgrad zu. Mit Polymerisationsprozessen ist in aller Regel eine Volumenabnahme der reagierenden Substanz verbunden (90), so daß beim Abbinden der Elastomere Volumenkontraktionen zu erwarten sind. Der Effekt wird umso größer sein, je höher die Reaktionsdichte, also die Zahl der reagierenden Gruppen pro Volumeneinheit ist. Dieser Wert nimmt zu mit abnehmenden mittleren Molekulargewicht des Ausgangspolymers und mit abnehmenden Füllstoffgehalt.

In der Literatur gibt es etliche Hinweise auf die Abbindekontraktion der Elastomeren (22, 24, 30, 31, 134, 135, 162, 169, 181, 193, 196).

Unseres Wissens sind volumetrische Bestimmungen dieses Effektes jedoch nur von *Henkel* (76) mit Hilfe der Pyknometer-Methode durchgeführt worden. Leider können den Meßkurven keine quantitativen Angaben entnommen werden. Der Autor nennt lediglich einen Pauschalwert für zwei Silikone und Impregum von 1,86% Volumenabnahme während der ersten 30 Minuten, wobei zudem die Definition des Zeit-Nullpunktes offen bleibt. Diesem Wert entspricht eine lineare Kontraktion von ca. 0,6%. Bei den ebenfalls unmittelbar nach Mischbeginn einsetzenden und somit den Abbindeprozeß im wesentlichen mit erfassenden

4.4. Ursachen der Volumenänderung

Untersuchungen von *Schwindling* (145, 196, 197, 198) zum Volumenverhalten von elastomeren Abformmaterialien wird die Abbindekontraktion, wie erwähnt, durch den anfänglichen Expansions-Peak wegen der vorübergehenden Wärmetönung und der Wärmezufuhr von außen überlagert.

Bei den meisten Untersuchungen wird die Abbindekontraktion der Elastomere im Zusammenhang mit dem Volumenverhalten im abgebundenen Zustand gesehen. Gummielastische Materialien zeigen nämlich während der Lagerungszeit eine fortschreitende Kontraktion, die im Zusammenwirken mit der Haftung am Löffel die Dimensionstreue des Abdrucknegativs in der geschilderten Weise zunehmend beeinträchtigt. Die Kontraktion während der Verfestigung ist somit nur ein Teil eines Gesamtvorganges. Darüberhinaus wirkt sich nach dem im Abschnitt 4.3. dieses Kapitels Gesagten eine Volumenänderung der noch fließfähigen Materialien nur bedingt auf die Abformgenauigkeit aus.

4.4.3. Volumenänderungen während der Lagerung

Während die unmittelbar nach der Verfestigung (Lagerzeit = O) nachweisbaren Veränderungen des Abdrucknegativs bzw. des nach ihm erstellten Arbeitsmodelles häufig sehr komplex sind, da außer der Abbindekontraktion auch noch weitere Ursachen mit zum Teil gegenläufigen Effekten die Dimension beeinflussen, erfährt der Abdruck im Verlauf zunehmender Lagerungszeit Veränderungen, die in nahezu allen Fällen mit einer fortschreitenden Kontraktion der abgebundenen, am Löffel haftenden Abformmasse erklärt werden kann. Diese „Langzeit-Kontraktion" wird durch Messungen an „freien" Proben ausnahmslos für alle untersuchten Elastomere bestätigt, sofern diese Untersuchungen neueren Datums sind (182, 195, 196, 197, 198). In einigen älteren Untersuchungen wird jedoch auch von einer vorübergehenden Expansion bei Silikonmaterialien berichtet, der sich nach etwa einer Stunde eine Kontraktion anschließt. Vergleicht man jedoch die Untersuchungen für ein einzelnes Produkt, z.B. Lastic 55 aus den ersten Jahren nach der Einführung der Silikone für dentale Abformzwecke, so sind die Resultate bezüglich des Volumenverhaltens im abgebundenen Zustand durchaus widersprüchlich: Einige Autoren finden sowohl an freien Proben (1, 211, 212) als auch über den Umweg der Abdrucknahme (99, 193, 218) eine vorübergehende Expansion, während dem Material von anderen Autoren (38, 75, 76, 134, 135) ausschließlich Kontraktionstendenzen zugeschrieben werden, in Übereinstimmung mit neueren Untersuchungen an Materialien dieses Namens (122, 182). Die Ursache für die Diskrepanz der Ergebnisse wird von den Autoren nicht diskutiert. Eventuell ist das unterschiedliche Verhalten auf ständig wechselnde Zusammensetzungen des Fabrikates während der Experimentierphase der ersten Jahre zurückzuführen.

Als Ursache für die Langzeitkontraktion ist in erster Linie die fortdauernde Abbindereaktion zu nennen (20, 38, 56, 68, 122, 134, 135, 163, 164, 181, 198, 212), die – wie schon angedeutet – bei der Entnahme des Abdruckes aus dem Munde keineswegs beendet sein muß. Die andauernde Vernetzung läßt sich anhand der Verbesserungen der mechanischen Eigenschaften über mehrere Stunden hin verfolgen (212). Eine zwischenzeitliche Temperaturerhöhung bewirkt eine Beschleunigung der Kontraktion, so daß nach der Abkühlung der Probe auf die vorherige Lagerungstemperatur eine gegenüber dem Verhalten unter konstanten Bedingungen erhöhte Kontraktion registriert wird (198). Da die Vernetzungsgeschwindigkeit mit Annäherung an den Gleichgewichtszustand abnimmt (vgl. Abb. 9 b) wird erklärlich, daß die Volumenkontraktion zunächst sehr schnell erfolgt, um sich dann nach einigen Stunden zunehmend zu verlangsamen (Abb. 34).

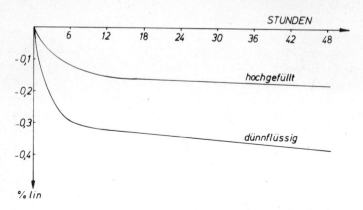

Abb. 34   Kontraktionsverhalten elastomerer Abformmaterialien während der Lagerung (halbschematisch)

Bei einigen Materialien ist jedoch auch nach mehreren Tagen noch eine Kontraktionstendenz vorhanden (169, 182, 193, 195, 197, 198). Die in den Spezifikationen vorgesehene Bestimmung der Kontraktion lediglich innerhalb der ersten 24 Stunden und nur an Hand zweier Messungen wird daher mit Recht kritisiert (165, 167).
Ein weiterer Grund für das Schrumpfen der abgebundenen Materialien ist das Verdunsten flüchtiger Komponenten der Grundmasse und/oder des Härters. Bei den Silikonen kann der bei der Vernetzungsreaktion als Kondensationsprodukt entstehende Alkohol (vgl. Kap. 3.1.2.) entweichen (12). Messungen zeigen, daß die Materialien aller Typen nach dem Verfestigen Gewichtsverluste in der Größenordnung Promill erfahren (1, 24, 38, 76). Um der Verdunstung vorzubeugen, empfahl *Effinger* (38) eine Lagerung von Silikonabdrücken in destilliertem Wasser.
Im Gegensatz zu den Silikonen und Polysulfiden, die praktisch kein Wasser aufnehmen (20, 149, 163, 181), besitzen Polyäther eine beachtliche Absorptionsfähigkeit gegenüber H_2O. Dementsprechend quillt Impregum, wenn es in Wasser oder auch nur feucht gelagert wird (20, 56, 156). Der Expansion überlagert sich jedoch eine Kontraktion, die schließlich überwiegt, da die Masse wasserlösliche Substanzen verliert (16). Hohe Luftfeuchtigkeit während der Abbindephase (Mundmilieu) hat dagegen keinen Einfluß auf die Dimensionsstabilität (180).
Grundsätzlich sollten alle Elastomer-Abdrücke an Luft aufbewahrt werden (56).
Die an „freien" Elastomerproben nach der Verfestigung zu messenden linearen Kontraktionen innerhalb von 48 h sind von der Größenordnung Promill: die Werte liegen um so höher, je niedriger der Füllstoffgehalt der Abformmassen ist (122, 171, 180, 182, 197). Beim Vergleich von Materialien der gleichen Fließklasse sind die Polysulfidmassen deutlich volumenstabiler als die Silikone (20, 27, 48, 89, 150, 179, 180). Konkurrenzlos bezüglich ihrer Dimensionsstabilität ist die Abformmasse auf Polyätherbasis (16, 42, 155, 179, 180), trockene Lagerung vorausgesetzt.

4.4. Ursachen der Volumenänderung

Bei der Interpretation von quantitativen Angaben zum Volumenverhalten sind die Meßbedingungen zu berücksichtigen. Die von *Schwindling* (195, 196, 197, 198) gemessenen Kontraktionswerte beinhalten zusätzlich zur Langzeitkontraktion noch den größten Teil der Abbindekontraktion und, sofern das Abbinden bei 36°C erfolgte, auch noch die thermische Kontraktion bei der Abkühlung auf die Lagerungstemperatur.

4.4.4. Thermisch bedingte Volumenänderungen

Wie alle Stoffe, so ändern auch die elastomeren Abformmassen bei Temperaturänderungen ihr Volumen. Im allgemeinen ist mit einer Temperaturerhöhung eine Expansion verbunden und umgekehrt. Ausnahmen von dieser Regel sind im Fall der elastischen Abformmaterialien nicht bekannt.

Nach der Entfernung eines Abdruckes aus dem Munde erfolgt eine Abkühlung von der im Mund erreichten Temperatur (ca. 32°C) auf Raumtemperatur. Dabei erfahren sowohl die Abformmasse als auch das Löffelmaterial eine thermische Kontraktion. Hätten beide den gleichen thermischen Ausdehnungskoeffizienten α, so würden sie sich bei der Volumenänderung gegenseitig nicht behindern. Die elastischen Abformmassen besitzen jedoch außerordentlich große Wärmeausdehnungskoeffizienten in der Größenordnung $100\text{-}260 \cdot 10^{-6} \cdot 1/C°$ (16, 30, 31, 50, 56, 134, 182), so daß sie während der Abkühlung wesentlich stärker kontrahieren als Löffel aus Metall (ca. $10\text{-}30 \cdot 10^{-6} \cdot 1/°C$) oder aus Kunststoff (z.B. Acrylat: ca. $80\text{-}90 \cdot 10^{-6} \cdot 1/°C$ (41, 168)). Das bedeutet, daß ein Teil der mit der Abkühlung verbundenen thermischen Kontraktion in der Abformmasse wieder unter den durch die Haftung zum Löffel verursachten äußeren Zwangskräften erfolgt, mit den in Kap. 4.3.1. beschriebenen Konsequenzen für die Dimension des Abdrucknegativs (138). Da sich der Löffel aufgrund seiner eigenen Kontraktion dem Abformmaterial sozusagen entgegenbewegt, ist der für die Verzerrung verantwortliche Teil der gestörten Kontraktion proportional der Differenz zwischen den thermischen Koeffizienten der Abformmasse und des Löffelmaterials. Nach beendeter Abkühlung ist die Situation des Abdruckes somit identisch mit der nach einer bei dieser Temperatur erfolgten, behinderten Kontraktion der Abformmasse vom Betrage

$$\epsilon = \frac{\Delta l}{l} = (\alpha_{Masse} - \alpha_{Löffel}) \cdot \Delta T \tag{35}$$

wobei ΔT die der Abkühlung entsprechende Temperaturdifferenz ist (vgl. Kapt. 4.3.2.). Die thermischen Ausdehnungskoeffizienten der als Füllstoffe zugesetzten anorganischen Materialien sind niedriger als die der reinen Elastomere. So liegen z.B. die Werte für $CaCO_3$, SiO_2 und T_iO_2 in der Größenordnung $10 \cdot 10^{-6} \cdot 1/°C$ (113). Demzufolge nehmen die Werte der thermischen Ausdehnung mit zunehmendem Füllungsgrad der Abformmassen ab (16, 50, 182).

4.4.4.1. Thermische Expansion während der Verfestigungsphase

Nach dem Einbringen des Löffels in die Mundhöhle erwärmt sich die Abformmasse innerhalb von 4-6 min, also relativ langsam, auf eine Temperatur von ca. 32° C (vgl. Kap. 3.2.2.). Die damit verbundene Expansion kann bei anfänglich noch ausreichender Fließfähigkeit durch „Überfließen" an der freien Oberfläche kompensiert werden. Im weiteren Verlauf der Verfestigung wird die Expansion jedoch mehr und mehr dreidimensional, so daß die Masse zwischen den Löffelwänden und der abzuformenden Kieferpartie zunehmend komprimiert wird. Gleichzeitig erfolgt jedoch eine Entlastung, da einerseits auch der Löffel thermisch expandiert und andererseits die Abbindekontraktion zum Zuge kommt. Mit dem Maximalwert $\alpha = 250 \cdot 10^{-6} \cdot 1/°C$ ergibt sich unter Vernachlässigung der Löffelveränderung bei einem Temperaturanstieg von 10°C nach Gleichung 35 eine Expansion von 0,25% lin., ein Wert, der der Abbindekontraktion sicherlich vergleichbar und, wenn man die von *Henkel* (76) angegebenen Kontraktionswerte von ca. 0,6% lin. zugrunde legen will, sogar deutlich niedriger ist.

Die durch das Schrumpfen zur Löffelwand verursachten Verzerrungen des Abdrucknegativs können durch andere in der Abformtechnik begründete Effekte überlagert und sogar verdeckt sein. Deswegen sollen zunächst die verschiedenen Abformmethoden und ihr Einfluß auf die Abdruckgenauigkeit erläutert werden, bevor wir die zahlreichen Untersuchungen über das Volumenverhalten der Elastomere und die mit diesen Materialien zu erzielende Abformgenauigkeit diskutieren.

5. Abdruckmethoden

Nachdem die Bedeutung der Materialeigenschaften wie Fließfähigkeit, Abbindegeschwindigkeit und Volumenverhalten bei chemischen oder thermischen Veränderungen und deren Einfluß auf die Dimensionstreue der Abformnegative erörtert wurden, sollen in diesem Kapitel die verschiedenen Abformtechniken vorgestellt werden. Diese Reihenfolge erscheint sinnvoll, da diese Techniken z.T. speziell für die elastomeren Materialien entwickelt wurden, um deren Eigenschaften optimal zu nutzen und die systematischen Fehler zu minimalisieren.

Wie bereits erwähnt, geht die Einführung elastomerer Massen für dentale Abformzwecke auf den Wunsch zurück, die Vorteile der reversiblen und irreversiblen elastischen Materialien auf Hydrokolloidbasis (Agar-Agar und Alginate) zu kombinieren mit einer ausreichenden Lagerfähigkeit des fertigen Abdrucks. Dementsprechend sind die Elastomere vorwiegend unter dem Gesichtspunkt entwickelt, daß sie wie die Hydrokolloide für die Abformung des gesamten Kiefers oder größerer Teilbereiche desselben eingesetzt werden können.

5.1. Ringabformung

Speziell für die Einzelstumpfabformung mit Ring wird unseres Wissens nur ein einziges Silikonmaterial angeboten. Grundsätzlich eignet sich jedoch jedes knetbare Material für die Ringabformung (37, 111, 119, 132).

Beim Ringabdruck ist die Situation einfach und übersichtlich, so daß sich durch die Technik keine neuen, die zu erwartenden Effekte überlagernde Besonderheiten ergeben, sofern die Voraussetzungen dieser Methode korrekt erfüllt sind. Diese sind: Haftung der Abformmasse am Ring, im okklusalen Teil des Ringes ausreichende Abflußmöglichkeiten für den Materialüberschuß während des Applizierens und Vermeidung von Deformationen des Ringes nach dem Füllen mit dem Abformmaterial (35, 144, 145, 152, 158, 161, 205). Wegen der Symmetrie (konisch präparierter Stumpf in zylindrischem Ring) und der kleinen Wandstärken des Materials sind die durch Volumenänderung der Abformmasse bedingten Verzerrungen des Abdrucknegatives gering, wenn auch durchaus nachweisbar (99, 117).

Der Ringabdruck liefert nur die Form des Stumpfes, jedoch nicht seine Position im Zahnbogen. Diese muß durch einen zweiten, den gesamten Kiefer erfassenden Abdruck fixiert werden. Bei diesem Überabdruck besteht immer die Gefahr, daß die elastische Abformmasse im Ring deformiert wird. Auf diese Weise wird die an sich gute Genauigkeit des Einzelabdruckes relativiert.

5.2. Ringlose Abformung

Bei der ringlosen Abformung werden die präparierten Zähne zusammen mit dem Kiefer abgeformt, so daß der Abdruck nicht nur das Negativ des Stumpfes, sondern gleichzeitig auch seine Relation zu den übrigen Zähnen des Kiefers wiedergibt. Dieses Verfahren wurde 1937 von *Sears* (199) für die Abformung mit den ersten elastischen Abformmaterialien auf Agar-Basis vorgeschlagen. Um eine exakte Abformung der besonders wichtigen, zum Teil jedoch schwer zugänglichen Bereiche des präparierten Stumpfes zu erleichtern, wird ein Teil des Abformmaterials mit Hilfe einer Spritze in den Sulcus oder in die Kavitäten gefüllt. Auf diese Weise gelingt auch eine blasenfreie Umhüllung des Stumpfes. Sofort anschließend wird der mit Abformmaterial gefüllte Löffel appliziert, so daß beide Teile gemeinsam verfestigen.

5.2.1. Doppelmischtechnik

Es lag nahe, die Fließfähigkeit der Abformmassen entsprechend ihrem Verwendungszweck einzustellen und leichtfließende Materialien für die Spritze mit schwerfließenden oder plastischen Materialien im Löffel zu kombinieren. Beim Nachschieben des Löffels übt das schwerfließende Material eine Stempelwirkung auf das mit der Spritze applizierte aus und fördert auf diese Weise zusätzlich die Reproduktion. Wichtig ist, daß die ineinandergeflossenen Materialien fest aneinander haften. Das gelingt wohl nur, wenn die beiden Materialien von gleicher chemischer Provenienz sind. Bei den Elastomeren kommt es während der gemeinsamen Abbindephase zu einer chemischen Verbindung.

Dieses für die Abformung mit Agar-Massen entwickelte Verfahren mit unterschiedlich fließenden Materialien wurde auch für die ersten Elastomeren empfohlen: „Permlastik-Verfahren" der Fa. *Kerr* (59, 62), und wegen der Erfordernis, zwei Materialien anzumischen, als Doppelmischtechnik bezeichnet.

Bei der Doppelmischtechnik wird die Verwendung individueller Löffel empfohlen. Diese Löffel können im Munde selbst mit Gips oder selbsthärtendem Akrylat oder auf einem Situationsmodell durch Adaptation einer erhitzten thermoplastischen Kunststoffplatte angefertigt werden. Dabei sollen Platzhalter, z.B. aus Wachs oder Schaumgummi, einen möglichst gleichmäßigen Abstand zwischen Zahnreihen und Löffelwand vermitteln. Die dadurch gewährleistete homogene und geringe Schichtdicke des Abformmaterials im späteren Abdruck ist der gewünschte Zweck des individuellen Löffels. Auf diese Weise wirken sich Volumenänderungen im Abformmaterial schwächer und gleichmäßiger aus (48, 56, 68, 112, 148, 153, 158, 171, 193).

Aus der Kombination zweier verschieden viskoser Massen ergibt sich ein zusätzlicher Gewinn für die Dimensionstreue des Abdruckes, da sich das viskösere Material wegen seines höheren Füllungsgrades volumenstabiler verhält als die dünnfließende Masse, die zudem nur in dünnen Schichten in Erscheinung tritt, da der Abdruck im wesentlichen aus dem im Löffel eingebrachten Material besteht.

5.2.2. Sandwich-Technik

Eine Variante der Doppelmischtechnik besteht darin, das dünnfließende Material nicht mit der Spritze zu applizieren, sondern auf die schwerfließende Masse im Löffel zu schichten und dann den Abdruck zu nehmen. Diese Methode bringt einen Gewinn an Verarbeitungszeit für das dünnflüssige Material. Dennoch wird von dieser Technik abgeraten, da insbesondere bei der Abformung von Kavitäten Lufteinschlüsse kaum zu vermeiden sind.

5.2.3. Doppelabdruck und Korrekturabdruck

Das Doppelabdruckverfahren wurde in der deutschsprachigen Literatur zuerst von *Stahl* (204) angegeben. *Böttger* (10) und *Gerats* (65) nennen — allerdings ohne Zitate — *Praloran,* Italien, als Urheber dieser Methode. Hierbei wird zunächst mit einem stark viskosen Material ein Vorabdruck genommen. Dieser mehr oder minder genaue Abdruck wird dann

5.2. Ringlose Abformung

mit einem dünnfließenden Elastomeren beschickt und auf den Kiefer reponiert (Doppelabdruck). Auf diese Weise soll erreicht werden, daß durch den Stempeldruck, den die Zahnstümpfe beim Eindringen in die Lumina des Erstabdruckes in der dünnen Abformmasse erzeugen, diese insbesondere in die Zahnfleischtasche gepreßt wird.

Für den Erstabdruck wurden zunächst vorzugsweise thermoplastische Abformmassen benutzt. Diese sind nach dem Erkalten praktisch starr und ermöglichen beim Zweitabdruck die gewünschten hohen Drucke (83, 204), ohne dabei wesentlich deformiert zu werden (84, 87). Es zeigte sich jedoch bald, daß die für den Zweitabdruck benutzten Elastomeren (vorwiegend Silikone) nicht ausreichend auf den Thermoplasten haften (84, 99, 128, 223). Die Thermoplaste wurden deshalb durch hochgefüllte Elastomere ersetzt (10), an denen dann ein dünnfließendes Material vom gleichen chemischen Typ gut haftet, sofern der Fülleranteil des Erstmaterials nicht zu hoch gewählt wird (59).

Beim Doppelabdruck wird zum Teil bewußt auf eine exakte Erstabformung verzichtet, z.B. durch Bewegungen des Löffels während der Verfestigungsphase *(Stahl)* oder mit Hilfe eines Leinenstreifens, der vor dem Applizieren des Abdruckes auf die Abformmasse gelegt wird und so als Platzhalter zwischen Zähnen und Masse fungiert (193). *Stähle* (203) empfiehlt den Erstabdruck bereits vor der Präparation der Zahnstümpfe zu nehmen. Bei der Zweitabformung wird die entfernte Zahnhartsubstanz dann durch die dünnfließenden Massen ersetzt. Dieses Vorgehen hat für die Praxis den großen Vorteil, daß der Erstabdruck auch zur Anfertigung einer provisorischen Stumpfversorgung benutzt werden kann, wenn an Stelle des Abformmaterials zunächst ein selbsthärtender Kunststoff benutzt wird (11). Es wurde auch vorgeschlagen, den nach dem Präparieren entstandenen Hohlraum mit Hilfe einer Spritze durch eine Perforation im Löffelboden mit dünnfließender Abformmasse zu füllen (194, 216, 224).

Mit zunehmender Ungenauigkeit des Erstabdruckes geht jedoch auch die erwünschte Stempelwirkung zur Druckerzeugung im Zweitmaterial zurück. *Hofmann* (84) hat deswegen in Verbesserung einer Methode von *Ciepielewski* (23) vorgeschlagen, bereits den Vorabdruck möglichst genau zu erstellen und beim Zweitabdruck die aufgrund der geringen Fließfähigkeit des Erstmaterials unvermeidlichen Fehler insbesondere im zervikalen und subgingivalen Bereichen zu korrigieren. Der Autor hat für dieses Verfahren die Bezeichnung „Korrekturabdruck" vorgeschlagen.

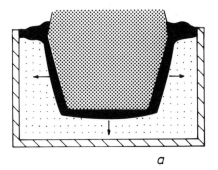 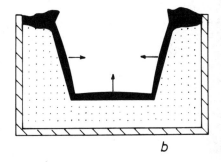

Abb. 35 Korrekturabdruck: a) elastische Deformation des Erstabdruckes während der Korrektur; b) durch Rückstellung des Erstmaterials verkleinertes Abformlumen

Beim Korrekturabdruck ist der während der Zweitapplikation im dünnfließenden Material auftretende Druck so groß, daß trotz des hohen Füllungsgrades eine deutliche elastische Kompression des Erstmaterials entsteht, die sich wegen der zunehmend schlechteren Fließbedingungen des Zweitmaterials auch während der Abbindephase im allgemeinen nicht völlig zurückstellen kann. Das Erstmaterial bleibt also elastisch verspannt bis zur Entfernung der Stümpfe aus dem Abdruck. Erst dann erfolgt eine Entlastung in Richtung Abformlumen, wodurch dieses verkleinert wird. Der im Sinne einer Lumenvergrößerung wirksame Teil der Abbindekontraktion des Zweitmaterials ist wegen der dünnen Schichten vernachlässigbar gering, so daß bei Korrekturabdrücken unmittelbar nach dem Abbinden die Abformlumina im Vergleich zum abgeformten Stumpf in aller Regel als zu klein gemessen werden (43, 63, 84, 158, 159, 200, 201, 223). Aufgrund der Druck- und Stabilitätsverhältnisse beim Zweitabdruck ergibt sich eine Aufwölbung des Erstmaterials mit maximaler Deformation etwa bei der halben Stumpfhöhe (vgl. Abb. 35 b). Das Abdrucknegativ und entsprechend die Modellstümpfe zeigen daher eine hohlkehlenartige Verjüngung (87, 117).

Die elastische Deformation des Erstabdruckes läßt sich vermindern durch die Wahl eines möglichst starren Erstmaterials in Kombination mit einem sehr leicht fließenden Korrekturmaterial. Zusätzlich wird jedoch empfohlen, durch geeignetes Beschneiden des Erstabdruckes Abflußmöglichkeiten für das Zweitmaterial zu schaffen (87, 158, 201). Häufig wird ein Beschneiden des Vorabdruckes schon deshalb erforderlich, weil sonst ein einwandfreies Reponieren, z.B. wegen dargestellter Interdentalräume, nicht möglich ist (165). Darüberhinaus sollten im Erstabdruck alle unter sich gehenden Stellen beseitigt werden (115, 130), da beim Zweitabdruck die Zähne und Stümpfe wegen der Zwischenschicht aus Korrekturmaterial nicht wieder exakt in die Lumina passen.

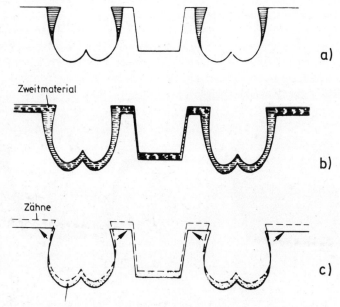

Abb. 36 Unterschnitte im Erstabdruck sind zu beseitigen (a), um zusätzliche Deformierungen des Erstabdruckes (c) während der Korrektur zu vermeiden (b); nach *Marxkors* (130)

Bei bauchigen Formen kommt es dann zervikal vom Äquator zu Deformationen des Erstabdruckes (vgl. Abb. 36). Die Korrektur eines zurechtgeschnittenen Erstabdruckes nimmt somit eine Mittelstellung ein zwischen dem Doppelabdruck und dem Korrekturabdruck nach *Hofmann* (84).

5.3. Druck und Abformung

Bei jeder dentalen Abformung ist zur Überwindung des Fließwiderstandes ein gewisser Kraftaufwand erforderlich, um das Abformmaterial dem Kiefer zu adaptieren. Die überwiegend auf den Löffelboden einwirkende manuelle Kraft wird in der „Abform-Flüssigkeit" in einen hydrostatischen Druck umgesetzt. Ein ausreichender Abformdruck ist zudem Voraussetzung für eine detailgetreue Wiedergabe, insbesondere in schwer zugänglichen Bereichen.

Von größter Bedeutung für die Dimensionstreue des Abdrucknegativs ist jedoch, daß die Druckanwendung nur während der eigentlichen Abformung — also zeitlich begrenzt — erfolgt. Dabei erscheint eine Zeitspanne von 5 bis maximal 10 s völlig ausreichend (56, 84, 115, 130, 163, 165, 201); länger anhaltender Druck in der für die Anwendung beim Patienten zulässigen Größenordnung bringt z.B. beim Korrekturverfahren keinerlei Gewinn bezüglich einer besseren Darstellung des Sulcus, da, wie in Kap. 2.3. gezeigt wurde, unter der Wirkung eines limitierten Druckes mit Erreichen einer bestimmten Spaltweite das Fließen in diesem Spalt praktisch zum Erliegen kommt.

Der Abformdruck bewirkt auch eine zum Teil beachtliche elastische Deformation des Löffels. Wird nun der Druck während der Verfestigung der Abformmasse aufrechterhalten, so führt die Rückstellung des Löffels nach der Erstarrung des Abdruckes unvermeidlich zu Veränderungen des Abdrucknegativs. Wird dagegen nur während der Abformung Druck ausgeübt, so besteht die Chance, daß die Rückstellung des Löffels von dem noch fließfähigen Abformmaterial zumindest zum Teil durch Nachfließen kompensiert wird.

5.4. Stabilität des Abformlöffels

Die zur Vorschubrichtung eines Abformlöffels senkrechte Fläche eines Oberkiefers kann mit etwa 20-25 cm^2 angenommen werden. Um auf dieser Fläche einen Druck von 1 Bar zu erzeugen, ist eine Schubkraft von 200-250 N erforderlich. Diese Abschätzung läßt erkennen, daß die von einzelnen Autoren (vgl. Kap. 2.3.) angegebenen Werte von 0,8 bis 1,1 Bar für den Druckaufwand beim Korrekturabdruck sicherlich an der oberen Grenze des realistischen Bereiches liegen, zumindest dann, wenn die gesamte Zahnreihe abgeformt wird (116, 222).

Dennoch ist bei jeder Abdrucknahme mit erheblichen Krafteinwirkungen auf den Abformlöffel zu rechnen, die einerseits zu einer Durchbiegung in den zur Okklusionsebene parallelen Löffelpartie und zum anderen zu einer Aufbiegung der seitlichen Löffelwände führen. Der Betrag dieser Deformationen ist bei gegebenem Druck abhängig vom Elastizitätsmodul des Löffelmaterials, seiner Wandstärke und insbesondere auch von der Löffelgröße. Es darf zudem nicht übersehen werden, daß die Veränderungen auch vom Ort abhängig sind, die Aufbiegung etwa ihren Maximalwert am freien Rand der Seitenwände erreicht. Deshalb können Absolutmessungen der Löffeldeformation wohl die Gefahr für die Abdruckgenauigkeit verdeutlichen, aber wiederum nicht in praktikabler Weise zu exakten Voraussagen der bei einer bestimmten Abformung zu erwartenden Effekte herangezogen werden. Nach beendeter Abformung wird sich der elastisch verspannte Löffel gegen den Widerstand des von ihm umfaßten Abformmaterials zurückzustellen suchen unter gleichzeitiger Kompression der Abformmasse. Diese vermag evtl. zu Beginn der Verfestigung die Kompression durch Nachfließen zu kompensieren. Schließlich wird sich jedoch ein Gleichgewicht einstellen zwischen restlicher Löffelaufweitung und Materialkompression, die auch auf die abgeformten Zähne und Schleimhautbereiche wirkt, so daß es bei Entfernung des Abdruckes analog zu den Vorgängen beim Korrekturabdruck zu einer Verkleinerung der Stumpfnegative im Abdruck kommt. Dabei steht nicht zu erwarten, daß Löffel und Abformmaterial nun völlig spannungsfrei sind. Im allgemeinen stellt sich lediglich ein neues Gleichgewicht ein. Die vorhandenen inneren Spannungen können dann aufgrund von Ausheilprozessen mit der Zeit zusätzlich zu den schon erwähnten Langzeiteffekten weitere Dimensionsänderungen im Abdruck verursachen (68, 76, 158).

Die Konsequenz ist, daß zur Abformung, insbesondere wenn hohe Drucke aufgewandt werden müssen, möglichst starre Löffel verwendet werden. Diese Forderung ist in der Literatur unbestritten (43, 56, 102, 116, 153, 158, 164, 167, 207, 222). Experimentelle Untersuchungen zur Löffelstabilität sind jedoch — wohl aus den weiter oben erwähnten Gründen der geringen praktischen Verwendbarkeit solcher Werte — selten und auch nicht besonders umfangreich. Die Messungen von *Finger* (49), *Janke* (102) und *Rehberg* (163) zeigen jedoch eindrucksvoll, daß den Metall-Löffeln gegenüber Kunststoff-Löffeln der Vorzug zu geben ist. Aber auch an Metall-Löffeln treten bei Abformungen mit vergleichsweise leicht fließenden Alginatmassen noch Dimensionsänderungen in der Größenordnung von 50 μm auf (49).

Bei individuellen Löffeln, insbesondere aus thermoplastischem Material, besteht die Möglichkeit, daß die bei der Adaptation induzierten inneren Spannungen im Verlauf der Lagerungszeit ausheilen. Dadurch kommt es zusätzlich zu den Volumenänderungen im Abdruckmaterial zu Dimensionsänderungen des Löffels (77, 200, 210). *Schnell* (181) weist auf Dimensionsänderungen von in Wasser gelagerten Kunststoff-Löffeln durch Quellung hin.

Auf die durch Kontraktionskräfte im Abformmaterial verursachten Löffeldeformationen wurde bereits hingewiesen (vgl. Kap. 4. 3.2.).

6. Literaturübersicht zur Abformgenauigkeit

Entscheidend für die Brauchbarkeit eines Abdruckes ist die Dimensionstreue des Abdrucknegativs bzw. des danach angefertigten Arbeitsmodelles im Vergleich zum Original. Entsprechend zahlreich sind die Publikationen, in denen die Dimensionsabweichungen des Arbeitsmodelles in Abhängigkeit von allen denkbaren Kombinationen von Abdrucktechnik und Material untersucht werden, zumal der für solche Messungen erforderliche Aufwand vergleichsweise gering ist. In Kap. 4.4.1. wurde bereits darauf hingewiesen, daß bei diesen Untersuchungen ein quantitativer Vergleich der Resultate verschiedener Autoren praktisch unmöglich ist wegen der Vielfalt der die Dimensionstreue beeinflussenden Faktoren. Von diesen erweisen sich insbesondere die die Methode charakterisierenden Parameter als in ihren Auswirkungen so komplex, daß eine Umrechnung zu Vergleichszwecken, sofern überhaupt alle erforderlichen Daten greifbar sind, wegen des Aufwandes nicht sinnvoll erscheint. Eine Literaturübersicht zur Abformgenauigkeit wird sich somit auf einen Vergleich der qualitativen Aussagen beschränken müssen.
Aber auch die quantitativen Angaben innerhalb einer Untersuchungsreihe haben nur eine relative Aussagekraft, da diese Werte niemals im vollen Umfang auf die klinische Situation übertragbar sind. Diese Tatsache wird nicht immer in letzter Konsequenz berücksichtigt. Der Sinn von Abformversuchen liegt in der Zergliederung des komplexen Vorganges zur Darstellung des Einflusses einzelner Parameter auf die Abformgenauigkeit. Das gelingt mit hinreichender Reproduzierbarkeit nur bei der Abformung von geometrisch einfachen Phantommodellen der verschiedenen klinischen Situationen.
In der überwiegenden Zahl der Fälle werden bei den Untersuchungen zur Abformgenauigkeit die von einem Abdruck gewonnenen Arbeitsmodelle vermessen. Das ist einmal einfacher als das direkte Ausmessen der Abdrucknegative und zum anderen auch von praktischer Bedeutung, da letzten Endes ein originalgetreues Arbeitsmodell das Ziel aller Bemühungen bei der Abdrucknahme ist. Bei der Modellherstellung ergeben sich natürlich neue Fehler; schließlich ist die Erstellung des Modelles nichts anderes als eine erneute Abformung. Auf diese Zusammenhänge wird in einem späteren Kapitel noch einzugehen sein. Sofern jedoch die Anfertigung des Arbeitsmodelles immer unter den gleichen Bedingungen erfolgt, spiegeln die Veränderungen am Modell die Vorgänge am Abdrucknegativ wider, wenn dieses durch Variationen bei der Abdrucknahme beeinflußt wird. Durch die Einbeziehung der Modellherstellung wird ein Vergleich von Resultaten verschiedener Autoren zur Dimensionstreue des Abdruckes zusätzlich kompliziert und das nicht nur in quantitativer Hinsicht.
Die Beurteilung eines Abdruckverfahrens, festgelegt durch die Wahl von Abformmaterial und Abdrucktechnik, erfolgt im wesentlichen unter vier Gesichtspunkten:
1) Dimension des Abdrucknegativs unmittelbar nach dem Verfestigen.
2) Dimensionsänderungen im Verlauf der Lagerung.
3) Einfluß von Temperaturänderungen auf die Dimension.
4) Dimensionsänderungen aufgrund von Verformungen bei der Entfernung des Abdruckes vom Urmodell.

Die unter Punkt 4 aufgeführten Effekte werden vor allem bestimmt durch die mechanischen Eigenschaften der Elastomeren im abgebundenen Zustand und stehen nur in einem indirekten Zusammenhang mit den eigentlichen Abformeigenschaften. Die mechanischen Eigenschaften der elastomeren Abformmassen werden noch Gegenstand eines besonderen Kapitels dieser Arbeit sein.

Die Dimensionsabweichungen des Abdrucknegativs unmittelbar nach der Abdrucknahme — das bedeutet praktisch maximal 30 min nach Entfernung des Abdruckes vom Urmodell — sind am besten geeignet, den Einfluß der verschiedenen Techniken auf die Genauigkeit abzuschätzen, da zu diesem Zeitpunkt die Effekte der Langzeitschrumpfung noch gering sind. Als materialbedingte Einflüsse sind dann die Abbindekontraktion und, sofern das Abbinden bei erhöhten Temperaturen erfolgte, die thermische Kontraktion bei der anschließenden Abkühlung auf Zimmertemperatur zu beachten. In vielen Fällen wird bei diesen Experimenten jedoch auf eine bewußte Temperaturerhöhung während der Abbindephase verzichtet. Die, wenn auch geringe, reaktionsbedingte Wärmetönung ist bis heute immer übersehen worden.

6.1. Ringabdrücke

Die Elastomeren sind vorwiegend als Materialien für den Löffelabdruck gedacht. Dementsprechend gibt es nur relativ wenige Untersuchungen über ihre Verwendbarkeit bei Ringabformungen. Sehr umfangreiche Messungen an Ringabdrücken mit einer Silikonmasse stammen von *Ilg* (99). Die Resultate bestätigen sowohl für Stumpf- als auch für Kavitätenabformungen die Überlegungen in Kap. 4.3.1., mit einer Ausnahme: Die Abdrucklumina des Stumpfes sind anfänglich zu klein. Als Grund für diese Erscheinungen vermutet der Autor eine elastische Rückstellung des Abformmaterials. Elastische Spannungen können bei der Applikation in der schon teilvernetzten Abformmasse induziert werden, insbesondere wenn die Abflußmöglichkeiten für die vom eindringenden Stumpf verdrängte Masse gering sind. Tatsächlich wurden bei der Untersuchung Ringe ohne Perforationen im okklusalen Bereich benutzt. Im Verlauf der Lagerungszeit wurde dann das Stumpfnegativ immer größer bei gleichzeitig zunehmender Verzerrung. Analog verkleinerte sich das Negativ der Kavität im Laufe der Zeit mit maximaler Veränderung im pulpennahen Bereich (vgl. Abb. 30 und 31).

Die Untersuchungen (99) zeigen in Übereinstimmung mit Messungen von *Körber* (117), daß Ringabdrücke mit Silikonmaterialien wesentlich exakter sind als solche mit thermoplastischen Abformmassen. Allerdings darf der Ringabdruck nicht isoliert betrachtet werden, da immer noch ein Überabdruck erforderlich ist. Dabei ist die Gefahr einer Deformation für einen Ringabdruck mit elastischem Material besonders groß. (Dieses Risiko kann vermieden werden, wenn mit Transferkäppchen gearbeitet wird.) Eine solche Deformation mag der Grund sein, daß bei dem von *Plischka* (158) benutzten Modell mit mehreren Ringabdrücken nach dem Überabdruck die sagittalen Durchmesser der distalen Stümpfe entgegen den Erwartungen zu klein wiedergegeben wurden.

6.2. Ringlose Abformung

Die überwiegende Zahl der Untersuchungen zur Abformgenauigkeit befaßt sich mit Löffelabdrücken. Solange dabei jeweils nur mit einem Material Abformungen eines einzelnen Stumpfes vorgenommen werden, ergeben sich keine grundsätzlich neuen Gesichtspunkte gegenüber dem Ringabdruck.

6.2. Ringlose Abformung

Bei Löffelabdrücken besteht die Möglichkeit, in einfacher Weise den Einfluß der Schichtdicke des Abformmaterials auf die Dimensionstreue des Abdrucknegativs zu prüfen. Die Resultate dieser Untersuchungen sind eindeutig:
Die Stumpflumina werden umso größer, je dicker die Abformschicht, je älter der Abdruck (7, 99, 117, 122, 157, 171, 184, 187, 218) und je dünnfließender das Material ist (123, 124). Entsprechend wird eine Kavität zunehmend kleiner wiedergegeben (181, 210). Widersprüchlich sind dagegen die Ergebnisse von *Hollenback* (89): Danach werden die Kavitäten des Arbeitsmodelles umso größer, je älter der Abdruck ist. Außerdem liefern die bei Zimmertemperatur vernetzten Abdrücke mit wenigen Ausnahmen kleinere Kavitäten als die bei 35°C abgebundenen mit zusätzlicher thermischer Kontraktion.
Die theoretisch nicht zu erklärende Vergrößerung eines Kavitätennegativs mit zunehmenden Kontraktionseffekten in der Abformmasse wird vom Autor nicht diskutiert, da er davon ausgeht, daß bei Kontraktion in der am Löffel haftenden Masse *alle* Abmessungen des Negativs größer werden. Unverständlich und unerwähnt bleibt auch die Tatsache, daß bei den untersuchten Polysulfidmaterialien in einigen Fällen die hochgefüllten Massen die größten Lagerungseffekte zeigen. Einige seiner Resultate bezeichnet der Autor allerdings selbst als „somewhat inexplicable".
Der Zweck eines Löffelabdruckes liegt in der Abformung mehrerer Zähne bzw. Zahnstümpfe gleichzeitig. Es liegt somit nahe, auch die Phantommodelle auf zwei und mehr Stümpfe zu erweitern. Daraus ergeben sich kompliziertere geometrische Verhältnisse mit dem Resultat, daß nun im Abdruck auch Bereiche der Abformmasse vorhanden sind, die bei einer Kontraktion eine Verkleinerung der Dimensionen in der Negativform bewirken, so z.B. die Schichten zwischen den Lumina in Abb. 37 analog zum Verhalten des Kavitätennegativs in Abb. 31. Diese Tatsache wird nicht immer gesehen. So mißt *Stüben* (211) an zwei mit Kavitäten versehenen Stümpfen zwölf verschiedene Referenzstrecken, um dann daraus ohne Berücksichtigung der Änderungstendenz der einzelnen Abstände den Mittelwert zu bilden. Analoge Messungen von *Sawyer* (179, 180) an einem ähnlichen Mo-

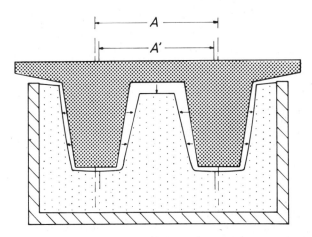

Abb. 37 Bei der Abformung mehrerer Stümpfe finden sich im Abformnegativ Strecken, die durch die Materialschrumpfung vergrößert und solche die verkleinert werden. Der Achsenabstand (A') der Stumpflumina stimmt im allgemeinen nicht mit dem der Modellstümpfe (A) überein

dell lassen die unterschiedlichen Tendenzen deutlich und in Übereinstimmung mit der Erwartung erkennen. Nach diesen Untersuchungen ermöglichen die Silikonmassen als Gruppe eine bessere Abformgenauigkeit als die Polysulfide, sind jedoch weniger exakt als die Polyäthermassen.

6.2.1. Doppelmischtechnik

Die Doppelmischtechnik wurde entwickelt aufgrund klinischer Erfordernisse, da bei der Abdrucknahme im Munde die Vermeidung von Lufteinschlüssen und die Erfassung schwer zugänglicher Stellen mit einem einfachen Löffelabdruck nicht zuverlässig genug ist. Bezüglich der Dimensionstreue bewirkt der Einsatz eines zweiten, leichter fließenden Materials keine wesentlichen Änderungen, sofern im fertigen Abdruck die Schichtdicken der stärker schrumpfenden, weil weniger gefüllten Masse, dünn bleiben. Das ist an den Stumpfwänden normalerweise der Fall, weil hier das viskösere Löffelmaterial das mit der Spritze applizierte verdrängt, um es auf diese Weise in die vom Löffelmaterial nicht erreichbaren Zonen zu schieben.

Bei Abformversuchen mit dieser Technik an Phantommodellen sind somit Resultate zu erwarten, die in der Tendenz und — gleiche Versuchsbedingungen vorausgesetzt — auch in den Meßwerten mit den Ergebnissen von Abdrücken, die unter ausschließlicher Verwendung des Löffelmaterials erhalten wurden, im großen und ganzen übereinstimmen.

Schnell (181) dagegen findet, daß die Doppelmischtechnik exaktere Arbeitsmodelle liefert als der Einfachabdruck und sieht als Grund die längere Verarbeitungszeit des Löffelmaterials bei der Mischtechnik — bei seinen Versuchen mindestens 2 min — mit einem entsprechend kleineren Anteil der wirksamen Abbindekontraktion nach der Applikation. Der Autor registrierte beim Doppelmischverfahren auch eine geringere Veränderung während der Lagerungszeit und nennt als Begründung die Reduzierung von Lufteinschlüssen. Lufteinschlüsse müßten jedoch durch die Ausbildung von Überdruck einer Kontraktion entgegenwirken, ihr Fehlen somit die Kontraktion fördern und nicht umgekehrt.

Theoretisch ist ein günstigeres Lagerungsverhalten des Doppelmischabdruckes unter sonst gleichen Bedingungen nicht zu begründen. Bei Verwendung eines dünnfließenden Spritzenmaterials ist sogar eine höhere Gesamtkontraktion zu erwarten.

Die Resultate von *Fuchs* (59) werden offensichtlich von elastischen Effekten mitbestimmt: Die Mehrzahl der mit Hilfe der Doppelmischtechnik erstellten Modellstümpfe sind kleiner als das Urmodell (Durchmesser „a") und das umso mehr, je geringer die Fließfähigkeit der Abformmasse und je schlechter die Abflußmöglichkeiten sind. Es ist schon wegen des Ausmaßes der Effekte bis zu 0,2 mm anzunehmen, daß die Verkleinerung in erster Linie auf elastische Deformation der in allen Fällen benutzten Kunststofflöffel zurückzuführen ist, die umso größer wird, je höher der bei der Applikation aufzuwendende Druck ist. Selbstverständlich können elastische Verspannungen auch in den Abformmassen nicht ausgeschlossen werden. Die Abdrucklumina der drei in einer Reihe stehenden Stümpfe des Phantommodelles weisen ovale Verzerrungen auf, jedoch sind — anders als in Abb. 32 — die sagittalen Durchmesser größer als die transversalen, ein weiterer Hinweis für eine elastische Rückstellung: Die Längsseiten der Löffel werden stärker aufgebogen als die Stirnseiten. Ein möglicher Effekt durch die Schrumpfung unterschiedlicher Schichtdicken wird dabei überkompensiert.

6.2. Ringlose Abformung

Die umfangreichen Untersuchungen von *Hofmann* (87) wurden bis auf eine einzige Meßreihe zum Korrekturverfahren mit nichtperforierten Löffeln durchgeführt. Eine etwaige Verwendung von Haftlacken wird nicht erwähnt. Die Tatsache, daß bei allen Meßreihen überwiegend Verkleinerungen der Referenzstrecken gefunden werden, läßt darauf schließen, daß sich das Abdruckmaterial durchweg in unkontrollierter Weise von den Löffelwandungen gelöst hat. Eine Interpretation der einzelnen Meßwerte und Veränderungstendenzen ist somit sinnlos.

Insgesamt betrachtet ermöglicht das Doppelmischverfahren die Erstellung von sehr exakten Arbeitsmodellen (5, 117, 181).

6.2.2. Korrekturverfahren

Der Zweck des Korrekturverfahrens ist es, mit Hilfe des möglichst gut passenden Erstabdruckes beim Zweitabdruck in der dünnfließenden Masse einen hohen Druck zu erzeugen, um so insbesondere die Situation in der Zahnfleischtasche hinreichend genau darzustellen. Da die erforderliche Haftung des Zweitmaterials am Erstabdruck in zufriedenstellender Weise nur dann gelingt, wenn die beiden Materialien dem gleichen chemischen Typ angehören, hat der Erstabdruck immer auch gummielastische Eigenschaften, so daß die in Kap. 5.2.3. beschriebene Verkleinerung der Lumina (vgl. Abb. 35) typisch ist für das Korrekturverfahren.

Das Ausmaß der Verkleinerung ist abhängig von der Festigkeit des Erstmaterials, der Viskosität des Zweitmaterials (86) und von den Abflußbedingungen. Insbesondere der letzte Parameter findet in der Literatur große Beachtung und es gibt kaum eine Untersuchung zum Korrekturverfahren, in der nicht auf die Bedeutung einer „ausreichenden" Abflußmöglichkeit für das Zweitmaterial zur Vermeidung einer zu starken Verkleinerung hingewiesen wird. Die Schwierigkeit ist nur, daß Abflußmöglichkeit und erwünschter Staudruck antagonistische Faktoren sind, deren optimale Abstimmung zueinander im klinischen Fall absolut unmöglich ist. Das ist das eigentlich Unbefriedigende beim Korrekturverfahren. Wo das Zweitmaterial in dickeren Schichten auftritt, wirkt sich seine hohe Kontraktionstendenz im Sinne einer Lumenvergrößerung aus, zumal an diesen Stellen wegen des geringeren Staudruckes die Deformation des Erstmaterials gering ist (5, 87, 158).

Aber auch die Schichtdicke des Erstmaterials beeinflußt die Größe der korrigierten Lumina. So finden *Bergmann* und *Körber* (7), die einen quaderförmigen Phantomkörper als Urmodell benutzen, daß die Gipsmodelle nach Korrekturabdrücken in der Breite erwartungsgemäß kleiner, in der Länge jedoch größer als das Urmodell sind. Die Autoren erklären diese Erscheinung mit der unterschiedlichen Relation Lumenabmessung/Abformschicht in Längs- und Querrichtung. Die Lumendimension hat jedoch keinen Einfluß auf das Dimensionsverhalten der Abformmasse. Die positive Längenabweichung der Modelle ist eher auf die relativ stärkere Stauchung der an den Stirnseiten dünneren Schichten des Erstabdruckes und dem damit verbundenen höheren Anteil der bleibenden Deformation zurückzuführen (vgl. Kap. 9.). Die Rückstellung erfolgt dann weniger vollständig als in den dickeren Seitenschichten und wird während der anschließenden 24-stündigen Lagerung bis zur Modellherstellung durch den Effekt der Langzeitschrumpfung überkompensiert. Bemerkenswerterweise finden die Autoren bei der Untersuchung von Einfachabdrücken, daß der Polyäther „Impregum" sowohl in der Länge als auch in der Breite zu kleine Modelle liefert, während bei Verwendung der anderen untersuchten Löffelmaterialien erwartungsgemäß zu große Modelle resultieren. Als Ursache einer Lumenverkleinerung bei einem Einfachabdruck in einem praktisch starren Löffel muß eine elastische Rückstellung des Abformmaterials selbst angenommen werden (vgl. Kap. 8). In diesem Zusammenhang sei noch einmal daran erinnert, daß nach *Braden* (16) bereits die nichtangemischte Grundmasse des „Impregums" elastische Eigenschaften aufweist.

Nach den Untersuchungen von *Gerats* (65) sind die Korrekturabdrücke mit einer Polysulfid-Kombination zu groß, während bei Verwendung der Silikon-Massen eine Verkleinerung gegenüber dem Urmodell gemessen wird. Der Autor geht nicht näher auf diese Erscheinung ein. Es bietet sich jedoch eine Erklärung an: Als Referenzstrecke diente der kleinste Durchmesser einer keilförmigen, zirkulären Rille des konischen Stumpfes. Beim Abziehen des Abdruckes wird das die Rille darstellende Material vorübergehend gestaucht. Da das Rückstellvermögen der Silikon-Massen besser ist als das von Polysulfiden, erfahren die verschiedenen Abdruckmassen unterschiedliche Veränderungen. Je größer die bleibende Stauchung im Abdruck ist, desto größer wird der Durchmesser der Rille am Arbeitsmodell. Daraus darf jedoch nicht auf eine Vergrößerung des gesamten Modelles geschlossen werden.

Die Langzeitkontraktion wirkt sich auch bei den Korrekturabdrücken im Sinne einer Vergrößerung der Stumpflumina aus (124, 159). Bei der Abdruckserie mit perforiertem Löffel und guten Abflußmöglichkeiten findet *Hofmann* (86, 87), im Verlauf der Lagerung eine Vergrößerung der anfänglich recht genauen Stumpflumina. Die gleichzeitig registrierte Verkleinerung des Achsenabstandes A kann durch die exzentrische Vergrößerung der Lumina verursacht sein (vgl. Abb. 37) und bedeutet nicht notwendig, daß eine nach einem älteren Abdruck angefertigte Brücke nicht auf das Urmodell aufzusetzen wäre.

Merkwürdigerweise bewirkt nach den Angaben von *Körber* (117) die Lagerung der Korrekturabdrücke im Gegensatz zu den anderen getesteten Verfahren keine Vergrößerung der Arbeitsstümpfe. In einer Serie kommt es sogar zu einer weiteren Verkleinerung. Da die Autoren keine näheren Angaben zu den Versuchsbedingungen machen, kann eine Deutung nicht gegeben werden.

Eigene Untersuchungen (177) lassen ebenfalls eine Vergrößerung der anfänglich zu kleinen Arbeitsmodelle nach Korrekturabdrücken mit zunehmendem Abdruckalter erkennen. Voraussetzung ist eine ausreichende, d.h. permanente Haftung zwischen Löffel und Abformmaterial. Bei den einzelnen Meßserien wurden perforierte und nichtperforierte Metall-Löffel jeweils mit und ohne Haftlack benutzt.

Die Abb. 38 zeigt ein repräsentatives Teilergebnis:

Zunächst einmal waren alle Modellstümpfe, die von frischen Abdrücken erstellt wurden, zu klein. Das Abformmaterial im glatten Löffel ohne Haftlack hatte sich bereits nach einigen Stunden vom Löffel gelöst und konnte frei schrumpfen. Entsprechend werden die Modelle kleiner. Bei Verwendung von Haftlack wurden die Stümpfe im Laufe der Zeit größer, unabhängig davon, ob der Löffel perforiert war oder nicht. Im perforierten Löffel ohne Haftlack erfolgte zunächst eine Schrumpfung zu den Löffelwänden mit einer Vergrößerung der Stumpfnegative. Bei zunehmender Spannung im Abformmaterial gaben die Retentionen jedoch nach, so daß es zu vorübergehenden — in manchen Fällen aber auch andauernden — Lumenverkleinerungen aufgrund der nun möglichen freien Kontraktion kam.

6.3. Temperatureffekte

Diese Ergebnisse stimmen überein mit Untersuchungen von *Wilson* (228), wonach insbesondere bei Zugspannungen eine sichere Haftung der Abformmaterialien an den Löffelwänden nur durch Adhäsiv-Lacke erzielt werden kann.

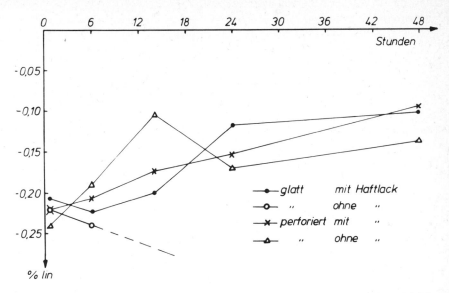

Abb. 38   Einfluß der Langzeitschrumpfung auf die Lumendurchmesser von Korrekturabdrücken bei verschiedenen Haftbedingungen zwischen Abformmaterial und Löffel (177)

6.3. Temperatureffekte

Der unseres Wissens erste Hinweis auf die Temperaturabhängigkeit von Abdruckdimensionen stammt von *Ilg* (94), der nachwies, daß das Lumen eines Kupferring-Abdruckes mit einer thermoplastischen Masse mit abnehmender Zimmertemperatur größer wird (Schrumpfung zur Ringwand). Bei seinen Untersuchungen zur Genauigkeit von Ringabdrücken mit einer Silikonmasse zeigte sich der gleiche Effekt für das Stumpflumen, während das Negativ einer Kavität bei niedrigen Temperaturen entsprechend kleiner wurde (99). Interessanterweise beziehen sich alle Überlegungen des Autors nur auf Schwankungen der Lagerungstemperatur; die Temperaturdifferenz zwischen Mund- und Raumtemperatur wird nicht erwähnt.

Im allgemeinen wird aber gerade diese Differenz von ca. 10°C (Temperatur des Abdruckmaterials im Munde etwa 32°C) zu berücksichtigen sein, während Schwankungen der Lagerungstemperatur klein sind oder mit geringem Aufwand klein gehalten werden können (20, 24, 169). In Übereinstimmung mit der Erwartung zeigen experimentelle Untersuchungen, daß sich die thermische Kontraktion in ihrer Auswirkung den Effekten der Abbindekontraktion additiv überlagert (99, 138, 193, 196, 198).

Die Resultate einiger Autoren sind dagegen nicht eindeutig. So wurde schon erwähnt, daß nach den Untersuchungen von *Hollenback* (89) die Abdrucknegative von Kavitäten mit zunehmenden Kontraktionseffekten größer wurden (vgl. Abschn. 6.2. dieses Kapi-

tels). Die Angaben von *Schwickerath* (187) zum Temperatureinfluß lassen sich nur verstehen, wenn freie Proben von Abformmassen vermessen wurden. Ob das der Fall war oder ob die als Löffel benutzte „Kästchen-Schiene" beim Abformmaterial keine ausreichende Haftung bot, geht aus der Arbeit nicht hervor.
Völlig verwirrend sind die Ergebnisse von *Eifinger* (43) die durch die eigentlichen Versuchsbedingungen, wie z.B. Löffelstabilität oder Schichtdicke nicht erklärt werden können. Es ist jedoch zu vermuten, daß die zur Durchmesserbestimmung benutzte Meßvorrichtung unbrauchbar ist. Anscheinend wurden die Arbeitsmodelle in einer für das Phantommodell justierten, punktförmigen Halterung mit Hilfe eines kugelförmigen Tasters vermessen. Auf diese Weise wird bei Modellen, die nicht mit dem Urmodell übereinstimmen, im allgemeinen nicht der Durchmesser, sondern eine kürzere Sehne vermessen. Das steht in Einklang mit den Resultaten der Untersuchung, die immer dann zu kleine Modelldurchmesser angeben, wenn aufgrund der Abformbedingungen Verzerrungen der Arbeitsmodelle zu erwarten sind.

6.4. Klinische Indikation

Ein Abdruckverfahren muß klinisch praktikabel sein. Die hohe Abformgenauigkeit allein ist somit nicht das einzige Kriterium für die Verwendbarkeit eines Verfahrens.
Eine beachtliche Schwierigkeit beim klinischen Arbeiten bietet die Abformung von Stümpfen, die bis unter den Zahnfleischsaum präpariert wurden. Die für die Paßgenauigkeit der fertigen Arbeit besonders bedeutsame Darstellung der Situation im Sulcus gelingt am besten mit Hilfe des Korrekturabdruckes, so daß trotz mancher Vorbehalte — insbesondere wegen der Gefahr der Lumen-Verkleinerung — dieses Verfahren zur Abformung voll zu überkronender Zahnstümpfe empfohlen wird (10, 61, 65, 83, 85, 87, 115, 128, 202, 223, 227). Damit die dünnfließende Masse überhaupt in den Sulcus eindringen kann, ist ein Eröffnen der Zahnfleischtasche auf mechanischem oder mechanisch-medikamentösem Wege notwendig (42, 46, 83, 87, 119, 128, 152, 201, 202). Das Eindringen kann zusätzlich gefördert werden durch geeignete Präparationsmethoden (84, 115, 201).
Zur Abformung von Kavitäten dagegen hat sich das Doppelmischverfahren bewährt. Sein Nachteil liegt in der Kulminierung mehrerer Arbeitsgänge in einem kurzen Zeitraum, so daß bei nicht ausreichender Assistenz die Gefahr besteht, daß bei den Abformmaterialien die Verarbeitungszeit überschritten wird oder der abzuformende Bereich nicht in ausreichender Weise gegen Blutungen und Speichelfluß geschützt ist (128).
Bei der Abformung mehrerer Stümpfe sind beide Varianten des Gesamtabdruckes gegenüber den Ringabdrücken weitaus rationeller (34, 61, 62, 79, 112, 202, 223, 227). Außerdem ist die Gefahr von Verletzungen der Gingiva geringer (217). Bezüglich der Paßgenauigkeit der fertigen Arbeit ist jedoch die Abformung mit Cu-Ringen unter Zwischenschaltung von Transferkäppchen dem Gesamtabdruck mindestens ebenbürtig. Darüber hinaus bietet letzteres Verfahren während der Herstellungsphase zusätzliche Kontrollmöglichkeiten bei jedem einzelnen der zu versorgenden Stümpfe.

7. Oberflächenreproduktion

Für die Wiedergabegenauigkeit eines Abformmaterials ist neben der Volumentreue auch eine möglichst exakte Wiedergabe von Oberflächendetails des abgeformten Gegenstandes von Bedeutung. Für diese Eigenschaft finden sich in der Literatur mehrere Bezeichnungen, wie Abformschärfe, Prägeschärfe, Abdruckgenauigkeit, Detailwiedergabe u.a. Diese Vielfalt der Begriffe ist wiederholt kritisiert worden (118, 141). Inzwischen wurde für diese Eigenschaft der auch international (2) benutzte Begriff „Reproduktion" vorgeschlagen (118). Die früher übliche, rein subjektive Beurteilung der Oberflächenreproduktion, z.B. anhand von Abdrücken frisch geprägter Münzen (1, 63, 141, 142, 172, 212) ist einer objektiven Messung dieser Eigenschaft gewichen. Als Urmodell dient eine Testplatte, z.B. aus Stahl, in die Riefen unterschiedlicher Breite und Tiefe graviert sind. Die zugehörigen Grate auf der Abdruckoberfläche werden dann entweder mit einem Profilographen oder aber mit einem Lichtschnitt-Mikroskop registriert und mit dem Standard verglichen (2, 42, 75, 163). Da die Oberflächen der elastischen Abformmaterialien wenig widerstandsfähig sind, ist die berührungsfrei arbeitende Lichtschnitt-Methode dem Tastverfahren des Profilographen überlegen (118). Als Kriterium der Oberflächenreproduktion wird das Verhältnis von Grathöhe zur Riefentiefe (122) angegeben. Die Reproduktion der elastomeren Abformmaterialien wird in der Literatur übereinstimmend als gut (4, 56, 63, 82, 91, 122, 164) und klinisch ausreichend (118) bezeichnet.

Die Viskosität der Abformmaterialien hat keinen direkten Einfluß auf die Wiedergabegenauigkeit von Oberflächendetails. Es besteht jedoch ein Zusammenhang zwischen Fließfähigkeit und Reproduktion; je geringer das Fließvermögen, desto höher der erforderliche Druck bei der Abformung, um eine vergleichbare Qualität der Reproduktion zu erzielen (63, 122, 165, 186, 187). Andererseits hat auch die Menge und Größe der Füllstoffpartikel einen Einfluß auf die Wiedergabe feinster Oberflächenstrukturen (122, 163).

Bei der klinischen Abdrucknahme ist die Druckanwendung nicht nur limitiert, sondern im allgemeinen auch nicht senkrecht zur abzuformenden Fläche gerichtet. Hier ergibt sich dann nur eine befriedigende Oberflächenreproduktion bei Verwendung hinreichend dünnfließender Materialien. Durch geeignete Abflußbehinderung kann darüberhinaus ein hydrostatischer, also allseitig wirkender Druck in dem Abformmaterial erzeugt werden, so daß alle Flächen, unabhängig von ihrer Orientierung zur Einschubrichtung oder zur Gravitationsrichtung, detailgetreu abgeformt werden können. Bei dünnfließenden Massen ist zudem die Gefahr von Lufteinschlüssen geringer (24).

Anders als die Alginate und die Hydrocolloidmassen, die einen hohen Wassergehalt haben, nehmen die elastomeren Abformmaterialien Wasser — wenn überhaupt — dann nur sehr langsam und in geringem Umfang auf. Speichel und nicht geronnenes Blut werden bei der Abdrucknahme somit nicht absorbiert, sondern — sofern sie nicht verdrängt werden — mit abgeformt (141, 142, 163, 217, 219). Dadurch wird natürlich die Oberflächenreproduktion des abzuformenden Gegenstandes beeinträchtigt. Es sollte jedoch vermieden werden, die Fähigkeit Feuchtigkeit zu absorbieren, mit in die Charakterisierung der Oberflächenreproduktion einer Abformmasse einzubeziehen.

Wie bereits erwähnt (vgl. Kap. 2.2.), treten bei der Abformung immer laminare Strömungen auf, so daß die Möglichkeit einer mechanischen Mischung von Abformmasse und Feuchtigkeitsresten durch Turbulenzen nicht gegeben ist (201).

8. Endogene Spannungen

Bevor wir uns im nächsten Kapitel den elastischen Eigenschaften der elastomeren Abformmaterialien im abgebundenen Zustand zuwenden, sollen zunächst noch elastische Effekte in den erst teilvernetzten Massen und deren Einfluß auf die Abformgenauigkeit diskutiert werden.

Die Feststellung, daß im Abformmaterial elastische Deformationen entstehen, wenn die Abformung mit einem bereits weitgehend vernetzten Material vorgenommen wird, ist trivial. Entsprechend wird von vielen Autoren (vgl. Kap. 3.2.) das erste Auftreten elastischer Effekte im Abformmaterial als Ende der Verarbeitungszeit definiert. Es wurde jedoch schon darauf hingewiesen, daß sich die aus dieser Definition der Verarbeitungszeit aufdrängende Vorstellung – sofern diese Vorstellung in einigen Fällen nicht sogar der Definition zugrunde liegt – wonach die elastischen Eigenschaften während der Abbindephase plötzlich in Erscheinung treten und die angemischte Masse vorher ein rein plastisches Verhalten aufweist, nicht richtig ist. Allen theoretischen Überlegungen zufolge muß der Aufbau elastischer Eigenschaften mit beginnender Vernetzungsreaktion einsetzen (99, 130, 158, 190, 192). Zu welchem Zeitpunkt nach Mischbeginn die Elastizität der Abformmasse nachweisbar wird, ist dann lediglich eine Frage der Empfindlichkeit der eingesetzten Untersuchungsmethode. Es ist deshalb bei *jeder* Abformung mit elastischen Deformationen im Elastomeren zu rechnen. Die Frage ist nur, ob und inwieweit die dabei induzierten Spannungen die Abdruckgenauigkeit beeinträchtigen.

Wenn es bei einer Abformung zu elastischen Deformationen kommt, gleichgültig ob im Löffel, im Erstabdruck oder im Abformmaterial selbst, ist nach der Trennung von Abdruck und abgeformten Stümpfen mit verkleinerten Stumpfvolumina zu rechnen; denn die beim Eindringen des Stumpfes in das Abformmaterial induzierten elastischen Kräfte sind der Deformationsursache entgegengerichtet und wirken somit im Sinne einer Kompression des Stumpfes (bei Kavitätenpräparationen ist die Situation nicht so eindeutig, der Effekt deshalb nicht generell voraussagbar). Zur Unterscheidung von den methodisch bedingten Effekten durch elastische Deformationen des Löffels bzw. des Erstabdruckes sollen die während der Abformung im Abformmaterial induzierten elastischen Spannungen als „endogene Spannungen" bezeichnet werden.

8.1. Experimenteller Nachweis

Die elastischen Eigenschaften der Abformmasse während der Abbindephase sind eine Funktion des Vernetzungsgrades. Je weiter die Vernetzung zum Zeitpunkt der Abformung fortgeschritten ist, desto umfangreicher sind die induzierten endogenen Spannungen. Um deren Einfluß auf die Abformgenauigkeit zu untersuchen, muß deshalb der Vernetzungsgrad im Zeitpunkt der Abdrucknahme variiert werden. Dabei wird es in erster Linie um eine Erniedrigung dieses Wertes gegenüber den konventionellen Verfahren gehen; denn daß mit zunehmendem Vernetzungsgrad die Genauigkeit nicht zunimmt, bedarf keiner Untersuchung.

Der Vernetzungsgrad selbst ist eine Funktion der Zeit und der Reaktionsgeschwindigkeit (vgl. Kap. 3.2.). Über den Parameter Zeit ist der Vernetzungsgrad nicht wesentlich zu reduzieren, da hier die erforderliche Verarbeitungszeit eine untere Grenze setzt. Wir haben deshalb mit einem für den Funktionsabdruck entwickelten Silikon-Langzeithärter (129)

8.1. Experimenteller Nachweis

experimentiert. Mit diesem Härter betrug die Gesamtabbindezeit bei Raumtemperatur etwa 20 min. Wegen der gegenüber der normalen Reaktion verzögerten Vernetzungsgeschwindigkeit liegt der Vernetzungsgrad zu jedem Zeitpunkt der Abbindephase unter dem Wert der mit dem Normal-Härter angemischten Masse (vgl. Abb. 39). Unter sonst gleichen Abformbedingungen müßte bei Verwendung des Langzeit-Härters das Ausmaß der endogenen Spannungen geringer, das Abformlumen somit im Vergleich zum Normalfall größer sein.

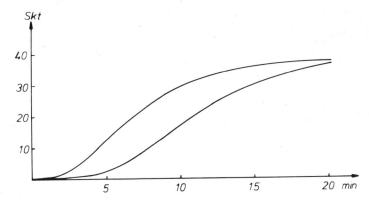

Abb. 39   Vernetzungszunahme bei Verwendung eines Normal- und eines Langzeithärters (untere Kurve). Umzeichnung nach Rheometerkurven von „Xantopren function", Abbinden bei Raumtemperatur (182)

Bei unseren Untersuchungen (5) wurden für die Abformungen hinreichend stabile Metall-Löffel verwandt, so daß Effekte durch Löffeldeformationen ausgeschlossen werden konnten. Des weiteren war eine gute Haftung der Abformmassen an den perforierten Wänden durch die zusätzliche Verwendung von Adhäsivlack gewährleistet. Das Abbinden erfolgte jeweils bei Raumtemperatur. Vermessen wurden die durch sofortiges Ausgießen der Abdrücke gewonnenen Gipsmodellstümpfe.

Die in der ersten Versuchsserie mit konventionellen Korrekturabdrücken hergestellten Modellstümpfe waren erwartungsgemäß zu klein (− 0,2% lin). Bei Verwendung des Langzeit-Härters für den Zweitabdruck ging die Verkleinerung zurück auf − 0,11% lin und verringerte sich weiter auf − 0,04%, wenn beide Massen mit dem Langzeithärter angemischt waren. Wurde dagegen nach dem Anmischen mit Langzeithärter die Abformung um einige Minuten verzögert, so nahm der Rückstelleffekt und damit die Verkleinerung der Lumina wieder zu (vgl. Abb. 40).

Diese Abhängigkeit der Abformgenauigkeit vom Vernetzungsgrad während der Abformung ist zwar eine notwendige, aber keine hinreichende Bedingung für die Existenz endogener Effekte, da die Verkleinerung zum Teil auch durch das Verfahren selbst bedingt ist: Beim Korrekturabdruck wird das elastische Material des Erstabdruckes deformiert. Die Deformation hängt ab von dem in der dünnflüssigen Masse erzeugten Staudruck und dieser wiederum ist unter sonst gleichen Bedingungen umso größer, je höher die Viskosität der Zweitmasse ist (vgl. Kap. 2.3.). Da nun mit dem Vernetzungsgrad auch die Viskosität abnimmt, wird ein Teil der Genauigkeitssteigerung bei Verwendung des Langzeithärters auch auf die bessere Fließfähigkeit zurückzuführen sein.

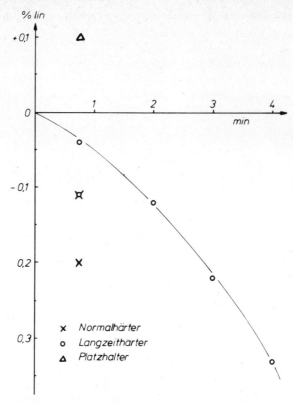

Abb. 40 Einfluß von Härtertyp und Verarbeitungszeit auf die Lumendurchmesser von Korrekturabdrücken

Beim Doppelmischabdruck mit einem starren Löffel sind dagegen elastische Effekte nur aufgrund von endogenen Spannungen möglich. Dabei ist zu erwarten, daß hier die Auswirkungen des Effektes gering sind, da einerseits die Verformung des dünnfließenden Materials bei diesem Verfahren wegen der Nachgiebigkeit des ebenfalls noch plastischen Materials im Löffel geringer ist und sich andererseits die im Sinne einer Lumenvergrößerung wirkenden Kontraktionseffekte *beider* Materialien den elastischen Effekten überlagern. Dementsprechend ergaben sich nur relativ geringe Unterschiede der Modellstumpfabmessungen beim Wechsel vom Normal- zum Langzeithärter: Die Doppelmischtechnik lieferte im ersten Fall um 0,04% lin zu kleine Stümpfe. Bei Verwendung des Langzeit-Härters für beide Massen dagegen waren die Modellstümpfe größer und stimmten mit dem Original sehr gut überein. Wurde auf die Applikation der dünnfließenden Massen mit der Spritze verzichtet und nach der Sandwichtechnik verfahren, so brachte der Gewinn an Verarbeitungszeit beim Normalverfahren eine Verringerung der Abweichungen von −0,04 auf −0,03% lin, beim Langzeit-Härter dagegen nur eine Verringerung der Streubreite, jedoch keine Veränderung des Mittelwertes der Versuchsserie (vgl. Abb. 41).

Voraussetzung für die Existenz elastischer Spannungen ist nicht nur das Vorhandensein elastischer Eigenschaften sondern auch eine Deformation. Der Effekt der endogenen Spannungen muß deshalb auch vom Ausmaß der Deformation abhängen, die umso größer ist,

8.2. Konsequenzen für die Verarbeitung

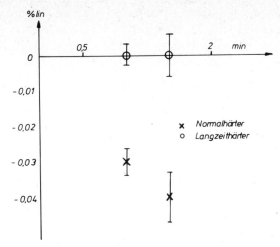

Abb. 41   Einfluß von Härtertyp und Verarbeitungszeit auf die Lumendurchmesser von Doppelmischabdrücken

je ungünstiger die Abflußbedingungen für das durch den eindringenden Stumpf verdrängte Abformmaterial sind (190). Wurden beim Korrekturverfahren mit Normalhärter die Erstabdrücke mit Hilfe einer Platzhalterfolie von 0,5 mm Wandstärke zu groß angefertigt, so waren nach der Korrektur die Modellstümpfe um 0,1% zu groß (vgl. Abb. 40): Wegen der besseren Abflußmöglichkeit waren die elastischen Effekte kleiner als die Auswirkungen der Kontraktion.

8.2. Konsequenzen für die Verarbeitung

Die Untersuchungen haben gezeigt, daß elastische Spannungen im Abformmaterial induziert werden können, selbst wenn die Abformung zum frühest möglichen Zeitpunkt nach Mischbeginn (1–1,5 min) erfolgt. Das Einhalten der maximalen Verarbeitungszeiten, wie sie mit den verschiedenen in Kap. 3.2.2. vorgestellten Methoden ermittelt werden, garantiert somit nicht die Vermeidung von endogenen Effekten. Überspitzt könnte man formulieren, daß die Abformung immer zu spät erfolgt.

Bei der Verwendung der Elastomeren ist deshalb darauf zu achten, daß während der Abformung der Vernetzungsgrad des Materials noch möglichst niedrig ist. Diese Erkenntnis und die Tatsache, daß das Zeitintervall zwischen Mischbeginn und Abformung nicht beliebig verkleinert werden kann, waren der Anlaß, den Einfluß von Temperatur, Härtertyp und -dosierung auf die Reaktionsgeschwindigkeit verschiedener elastomerer Abformmaterialien unter praxisnahen Bedingungen zu untersuchen (131), d.h. bei den Messungen zum Temperatureinfluß nicht isotherm zu arbeiten, sondern die bei verschiedenen Temperaturen gelagerten Materialien jeweils bei Raumtemperatur zu verarbeiten (vgl. Kap. 3.4.1.). Aus den bereits erwähnten Gründen ist ein quantitativer Vergleich der verschiedenen Viskosität-Zeit-Kurven (vgl. Abb. 17-20) nur bei den Silikonmassen möglich. In den Abbildungen 42 und 43 sind für die einzelnen Verarbeitungsbedingungen die Zeiten aufgeführt, die bis zum Erreichen einer bestimmten Viskosität der untersuchten Silikonmassen erforderlich sind. Als realistischer Bezugswert wurde die Viskosität 2 min nach

Mischbeginn der unter Normalbedingungen (N 21) verarbeiteten Proben gewählt (12 Pa·s bei Xantopren blau und 37,5 Pa·s bei Lastic ultrafeinst). Die Darstellung macht deutlich, wie wichtig eine kühle Lagerung der Materialien und eine exakte Dosierung der Mischungen als vorbeugende Maßnahmen gegen elastische Verfälschungen der Abdrucknegative sind. Für die Silikone ist sogar eine Lagerung im Kühlschrank zu empfehlen, da bei diesen Materialien die Fließeigenschaften praktisch temperaturunabhängig sind. Des weiteren sollte beachtet werden, daß alle zum Anmischen benutzten Geräte höchstens Zimmertemperatur haben und die Materialien nicht unnötig dem Einfluß der Handwärme ausgesetzt werden.

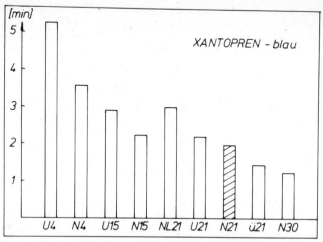

Abb. 42 Zeiten, gerechnet vom Mischbeginn, in denen die unterschiedlich angemischten „Xantopren blau"-Massen eine Viskosität von 20 Pa·s erreichen. Dieser Wert ergibt sich unter Normalbedingungen (schraffiert) nach 2 min (Indices siehe Abb. 17)

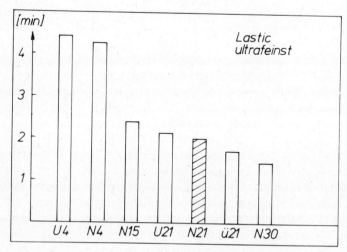

Abb. 43 Zeiten, gerechnet vom Mischbeginn, in denen die unterschiedlich angemischten „Lastic-ultrafeinst"-Massen eine Viskosität von 37,5 Pa·s erreichen. Dieser Wert ergibt sich unter Normalbedingungen (schraffiert) nach 2 min (Indices siehe Abb. 17)

9. Mechanische Eigenschaften der Abformmaterialien nach dem Abbinden

Die Bedeutung der elastischen Abformmassen liegt in der Tatsache, daß mit diesen Materialien auch solche Gebilde abgeformt werden können, die in bezug auf die Richtung, in der der Abdruck entfernt werden soll, Unterschnitte aufweisen, so daß das Entfernen des Abdruckes ohne Deformation oder gar Zerstörung des Abformmaterials unmöglich ist. Dieses Problem stellt sich aufgrund der anatomischen Zahnformen bei jeder Abformung unbeschliffener Zähne (Abb. 44).

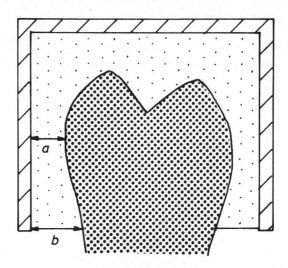

Abb. 44 Unterschnitt bei der Abformung eines unbeschliffenen Zahnes

Die leichte Deformierbarkeit der Elastomeren ermöglicht die erforderliche Stauchung der im zervikalen Bereich liegenden Materialschichten (b), wenn diese beim Abziehen die Engstelle am Zahnäquator (a) passieren müssen; die hohe Elastizität der Massen soll die Rückstellung der deformierten Bereiche und damit die Abformgenauigkeit sicherstellen. Wie bei allen hochpolymeren Festkörpern, so ist auch bei den elastomeren Abformmassen eine einfache Trennung zwischen elastischem und plastischem Verhalten nicht möglich. Bei jeder mechanischen Beanspruchung finden auch zeitabhängige Veränderungen im Material statt, die eine völlige Rückstellung verzögern oder auch unmöglich machen (bleibende Deformation). Diese Eigentümlichkeit wird als viskoelastisches Verhalten bezeichnet.

9.1. Theorie der Gummielastizität

Die gummiartigen Stoffe sind aus Fadenmolekülen aufgebaut, die sich ihrerseits aus einer sehr großen Zahl gleicher Einheiten zusammensetzen. Wegen seiner enormen Größe können schon an einem einzelnen Fadenmolekül statistische Betrachtungen angestellt werden, deren Ergebnisse qualitativ auf den gummielastischen Festkörper übertragbar sind und sein Verhalten letztlich verständlich machen (66, 103, 176, 209, 214).

9. Mechanische Eigenschaften der Abformmaterialien nach dem Abbinden

Wegen der Drehbarkeit einer homöopolaren Einfachbindung können sich zwei aufeinanderfolgende Glieder eines Fadenmoleküles unter Einhaltung des Valenzwinkels (180°−α) gegeneinander drehen (vgl. Abb. 45). Mit welcher Wahrscheinlichkeit die einzelnen Orientierungen in der Kegel-Mantelfläche eingenommen werden können, ist abhängig von den restlichen Substituenten der Kettenatome. Im einfachsten Fall des Polyäthylens $H(CH_2)_nH$ sind alle Richtungen gleich wahrscheinlich (freie Drehbarkeit). Wegen der Winkelbegrenzung der Drehbarkeit wird erst durch die Summierung der Teildrehungen nach einer gewissen Zahl m von Gliedern das m-te Glied gegenüber dem ersten eine Orientierungsmöglichkeit besitzen, bei der alle Richtungen gleich wahrscheinlich sind. Diese Gruppe aus m Gliedern wird statistisches Kettenelement genannt und das ganze Molekül als eine Kette solcher im Raum frei gegeneinander drehbarer Elemente aufgefaßt. Die Form dieser Kette unterliegt dann nur den Gesetzen der Wahrscheinlichkeit. Legt man den Anfang der Kette in den Koordinatenursprung (Abb. 46), so läßt sich berechnen, mit welcher Wahrscheinlichkeit P das Kettenende in einem bestimmten Volumenelement ΔV anzutreffen ist. Der Abstand r zum Kettenanfang heißt „Kettenlänge"; diese ist im allgemeinen nicht identisch mit der Länge des gestreckten Fadenmoleküls! Die Berechnung (66) der Wahrscheinlichkeit P führt zu dem Ergebnis, daß die wahrscheinlichste Kettenlänge r_w klein ist im Vergleich zur Moleküllänge; d.h. die gestreckte Molekülform ist sehr unwahrscheinlich.

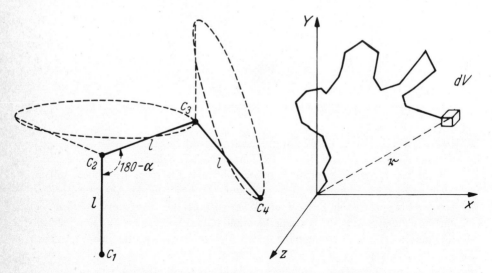

Abb. 45   Einstellmöglichkeiten aufeinanderfolgender C-C-Valenzbindungen; nach *Gerthsen* (66)

Abb. 46   Zur Berechnung der „Kettenlänge" r; nach *Gerthsen* (66)

Um die Kettenlänge r um den Betrag dr zu verlängern, ist eine Kraft F aufzuwenden, die an dem Molekül die Arbeit F · dr verrichtet. Nach dem ersten und zweiten Hauptsatz der Thermodynamik besteht bei einer reversiblen, isothermen Veränderung zwischen Arbeit, innerer Energie U, absoluter Temperatur T und Entropie S der Zusammenhang

$$F \cdot dr = dU - T \cdot dS \tag{36}$$

9.1. Theorie der Gummielastizität

Unter der plausiblen Annahme, daß alle Kettenkonfigurationen die gleiche innere Energie U besitzen, wird U von der Kettenlänge r unabhängig, d.h. dU = O. Daraus folgt

$$F \cdot dr = -T \cdot dS$$
$$F = F(r) = -T \cdot \frac{dS}{dr} \tag{37}$$

Nach der *Boltzmann'schen* Beziehung ist die Entropie eines Zustandes ein Maß für dessen Wahrscheinlichkeit (66). Eine Formänderung im Sinne einer Streckung überführt das Molekül somit in einen Zustand geringerer Wahrscheinlichkeit. Die Gleichung 37 läßt sich auch so interpretieren, daß eine Kraft F erforderlich ist, um Anfang und Ende eines Fadenmoleküles an zwei festen Punkten mit dem Abstand r zu fixieren. Diese Kraft wirkt der Verknäuelungstendenz des Moleküls entgegen. Sie nimmt mit der Temperatur zu. Wenn dagegen die Kraft konstant bleibt, nimmt r bei Temperaturerhöhung ab.

Damit aus einem Konglomerat von Fadenmolekülen ein Festkörper mit gummielastischen Eigenschaften entsteht, müssen zwei Voraussetzungen erfüllt sein:

1) Schwache sekundäre Bindungskräfte der Moleküle untereinander, da anderenfalls Formänderungen der einzelnen Ketten und die daraus resultierende Verknäuelungstendenz nicht möglich sind. Diese Bedingung kennzeichnet den flüssigen bzw. thermoplastischen Zustand des Hochpolymers.
2) Die Existenz einiger weniger Verknüpfungspunkte der Ketten untereinander, wodurch ein dreidimensionales Netzwerk entsteht. Auf diese Weise wird aus der flüssigen Substanz ein Festkörper, der jedoch den einzelnen Molekülen über weite Bereiche ihrer Länge statistische Formänderungen erlaubt.

Nur über das makroskopische Netzwerk ist eine andauernde Einflußnahme auf die Form der einzelnen Moleküle durch äußere makroskopische Kräfte möglich. Die Summe der Verknäuelungstendenzen aller gestreckten Moleküle erscheint dann als elastische Rückstellkraft des verformten Werkstückes. Bei den gummielastischen Werkstoffen werden zur dauerhaften und kalkulierten Vernetzung die Fadenmoleküle durch chemische Reaktionen untereinander verknüpft. Bei hinreichend langen Molekülen sind jedoch auch Verknüpfungen durch mechanische, statisch wechselnde „Verhängungen" möglich, so daß einige unvernetzte Hochpolymere bei der Überführung aus dem glasartigen in den thermoplastischen Zustand vorübergehend auch gummielastische Eigenschaften aufweisen (vgl. Abb. 8).

Bei der Deformierung der frei beweglichen Ketten werden die Bindungskräfte zwischen den Atomen des einzelnen Fadenmoleküls nicht beansprucht, sofern extreme Deformationen ausgeschlossen bleiben. Die Rückstellkraft beruht allein auf der Tendenz der Moleküle, aus dem Zustand geringerer Wahrscheinlichkeit (Streckung des Einzelmoleküls, höhere Ordnung im Gummi-Festkörper) in den der größeren Wahrscheinlichkeit (stärkere Knäuelung des Moleküls, höhere Unordnung im Festkörper) zurückzukehren. Diese Elastizität wird deshalb auch als Entropie- oder Konfigurations-Elastizität bezeichnet. Sie ist von der Kristall-Elastizität wesentlich verschieden. Bei der Deformation eines Kristalles werden die Abstände der Kristallbausteine gegen die Bindungskräfte verändert (Erhöhung der potentiellen Energie). Die Rückstellkraft beruht hier auf der gestörten Wechselwirkung der Atome untereinander, welche in die Gleichgewichtslage zurückstreben; man spricht von Energie-Elastizität.

9.2. Viskoelastisches Verhalten

Ein rein elastisches Verhalten entsprechend dem *Hooke'schen* Gesetz ist nur für einen idealen Einkristall zu erwarten. Bei realen Werkstoffen verursachen strukturbedingte, zeitabhängige Vorgänge zusätzliche Deformationseffekte. Die Gesamtdeformation ϵ wird trotz konstanter Belastung eine Funktion der Zeit; sie läßt sich in drei additive Anteile aufgliedern (206):

$$\epsilon = \epsilon(t) = \epsilon_1 + \epsilon_2 + \epsilon_3 \tag{38}$$

Hierbei beschreibt ϵ_1 den *Hooke'schen* Anteil der Deformation. Er ist zeitunabhängig und erscheint bzw. verschwindet spontan mit der Belastung. Die zeitliche Darstellung entspricht der Rechteckkurve der angelegten Spannung (vgl. Abb. 47 a und b).

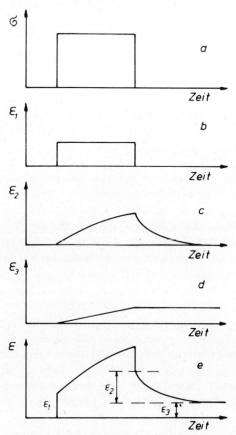

Abb. 47 Dehnung-Zeit-Kurve eines realen Werkstoffes (e) bei konstanter, zeitlich begrenzter Belastung (a) als Überlagerung von rein elastischen (b), anelastischen (c) und Fließ-Anteilen (d)

9.2. Viskoelastisches Verhalten

Die mit ϵ_2 bezeichnete Dehnung resultiert aus reversiblen Platzwechselvorgängen in der Probe unter der Wirkung der Spannung. ϵ_2 ist zeitabhängig und strebt einem der Spannung proportionalen Grenzwert zu (vgl. Abb. 47 c). Dieses auch „anelastisch" genannte Verhalten hat bei den gummielastischen Festkörpern folgende Ursache:
Im Gegensatz zum Einzelmolekül werden im Festkörper die Ketten-Elemente durch sekundäre Bindungen in ihrer freien Beweglichkeit beeinträchtigt. Bei einer Dehnung werden deshalb nicht sofort alle Moleküle auf die zugehörige Kettenlänge gestreckt. Erst im Laufe der Zeit werden die sekundären Kräfte durch die Wärmeenergie der Kettenelemente überwunden. Dieser Vorgang wiederholt sich bei der Entlastung in umgekehrter Richtung, wodurch auch die völlige Rückstellung verzögert wird (Abb. 47 c). Die Geschwindigkeit, mit der die Grenzwerte angestrebt werden, nimmt entsprechend der Abhängigkeit dieses Effektes von der thermischen Energie exponentiell mit der Temperatur zu. Auch in kristallinen Materialien sind anelastische Effekte möglich, z.B. der *Snoek*-Effekt (66).
Mit ϵ_3 werden Kriech- bzw. Fließvorgänge erfaßt. Diese Effekte sind irreversibel und verursachen somit eine bleibende Deformation (Abb. 47 d). ϵ_3 ist proportional zur Belastungszeit und zur Spannung.
Durch Überlagerung der drei Anteile ergibt sich die in Abbildung 47 e wiedergegebene Deformationscharakteristik für einen realen Werkstoff. Bei langen Belastungszeiten und hinreichend hohen Temperaturen sind alle Deformationsanteile bei jedem Werkstoff nachweisbar. Die charakteristischen Unterschiede im Deformationsverhalten der einzelnen Werkstofftypen ergeben sich aus der Tatsache, daß die einzelnen Effekte in sehr unterschiedlichem Ausmaß an der Gesamtdeformation beteiligt sind. So ist für kristalline Werkstoffe die spontane Deformation (ϵ_1) dominierend, so daß die beiden anderen Effekte in vielen Fällen vernachlässigt werden dürfen (*Hooke'sches* Verhalten). Das Verhalten von Thermoplasten wird im wesentlichen durch ϵ_3 beschrieben (Flüssigkeiten). Bei den gummielastischen Materialien ist ebenfalls die spontane Dehnung von Bedeutung. Die anelastischen Effekte insbesondere bei stärkeren Belastungen können aber die gleiche Größenordnung erreichen (viskoelastisches Verhalten). Ein Fließen von ausreichend vernetzten Materialien ist dagegen bei Normalbedingungen praktisch ausgeschlossen.

9.2.1. Einfluß der Verformungsgeschwindigkeit

Im vorigen Abschnitt wurde die Zeitabhängigkeit der Deformation unter konstanter Last beschrieben. Die Deformationsgeschwindigkeit $d\epsilon/dt$ ist dann selbst eine Funktion der Zeit. Ihr Verlauf wird bestimmt von der Größe der Last, der Probengröße und den Materialeigenschaften.
Wird dagegen bei einem viskoelastischen Material die Verformungsgeschwindigkeit konstant gehalten, so sind die mechanischen Eigenschaften – z.B. der Elastizitätsmodul bei einem Dehnungsversuch – auch von der gewählten Verformungsgeschwindigkeit abhängig (74, 209, 213). Je größer die Verformungsgeschwindigkeit, desto höher der E-Modul (Abb. 48). Dieses Verhalten findet seine Erklärung in der Tatsache, daß bei endlicher Deformationsgeschwindigkeit sowohl der mit ϵ_1 als auch der mit ϵ_2 bezeichnete Mechanismus zur Dehnung des Werkstückes beiträgt. Der Anteil der beiden Mechanismen an der Gesamtdeformation ist jedoch abhängig von der Verformungsgeschwindigkeit: Bei sehr hoher Geschwindigkeit geht der Beitrag von ϵ_2 gegen Null, bei unendlich langsamer Verformung verschwindet ϵ_1. Die allmähliche Streckung der Makromoleküle (ϵ_2) erlaubt eine

große Dehnung bei kleinen Belastungen. Bei schneller Deformation werden in erster Linie interatomare Bindungskräfte beansprucht; dabei erfordern schon kleine Veränderungen große Kräfte. Je schneller also die Verformungsgeschwindigkeit, desto kleiner die Deformation bei gegebener Belastung.

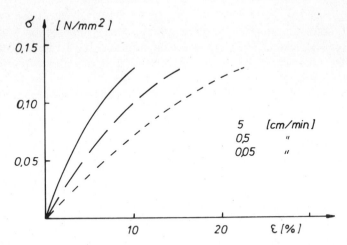

Abb. 48   Verlauf von Spannung-Dehnung-Kurven in Abhängigkeit von der Verformungsgeschwindigkeit für ein dünnfließendes Polysulfidmaterial. Umzeichnung nach *Lautenschlager* (120)

9.2.2. Elastische Effekte im teilvernetzten Material

Im Kap. 8. wurde der experimentelle Nachweis erbracht, daß bei den elastomeren Abformmaterialien schon in einem sehr frühen Stadium der Abbindereaktion — in dem sie durchaus noch das Erscheinungsbild einer Flüssigkeit bieten — elastische Deformationen induziert werden können. Dieses, für eine Flüssigkeit zunächst überraschende Verhalten, läßt sich aus der Theorie der Gummielastizität verstehen. Bei der Scherbeanspruchung einer hochpolymeren Flüssigkeit ist eine Streckung der einzelnen Fadenmoleküle im größeren Umfang wegen ihrer geringen Wechselwirkung untereinander nicht zu erwarten. Entsprechend erfolgt die Rückkehr in den Gleichgewichtszustand nach dem Aussetzen der Beanspruchung sehr schnell. Es besteht sozusagen keine Zugriffsmöglichkeit von außen in den molekularen Bereich, so lange es sich um Einzelmoleküle handelt. Mit beginnender Vernetzung entstehen jedoch Molekülgeflechte, die gegenüber der nicht vernetzten Umgebung einen erhöhten Reibungswiderstand besitzen und somit im Schergefälle einer Strömung durch Streckung der am Geflecht beteiligten Moleküle elastisch deformiert werden können. Wegen ihres hohen Reibungswiderstandes ist auch die anschließende Rückstellung gegenüber dem Verhalten der Einzelmoleküle verzögert.

Da gleichzeitig die Abbindereaktion fortschreitet, werden die teilverspannten Molekülgeflechte durch Verknüpfungen mit ihrer zunehmend fester werdenden Umgebung in ihrem Spannungszustand fixiert. Das Ausmaß der auf diese Weise im Abdruck induzierten Spannungen ist dann umso größer, je größer und/oder zahlreicher die Geflechte sind (Einfluß der Abformzeit) und je größer das für die Deformation maßgebliche Schergefälle ist (Einfluß der Abflußmöglichkeit).

9.3. Situation beim Abziehen eines Abdruckes

Das Abziehen eines Abdruckes erfordert eine endliche Zeit, so daß eventuelle Deformationen des elastomeren Abformmaterials neben dem spontanen immer auch einen anelastischen Anteil aufweisen, dessen Rückstellung nach dem Aussetzen der deformierenden Kräfte zeitabhängig ist. Deformationen während des Abziehens erfolgen jedoch unter Bedingungen, die auch nach längerer Wartezeit eine völlige Rückstellung der Abformmassen nicht erwarten lassen. Denn erstens findet die Deformation bei höheren Temperaturen statt als die anelastische Rückstellung. Da es sich um einen thermisch aktivierten Prozeß handelt, wird bei niedrigeren Temperaturen nicht nur die Rückstellung stärker verzögert, sondern auch ein Bruchteil des anelastischen Effektes eingefroren. Zweitens ist das Abbinden der Massen zur Zeit der Entfernung aus dem Munde im allgemeinen noch nicht beendet, so daß während der Deformationsphase weitere Vernetzungsreaktionen stattfinden, die wie die eingefrorenen sekundären Bindungen einer weiteren Rückstellung entgegenwirken.

Es ist somit zu erwarten, daß bei Deformationen des Abformmaterials die anschließende, zeitabhängige Rückstellung nicht vollständig erfolgt, sondern die Fixierung durch Nachvernetzung und Einfrieren eine bleibende Deformation verursacht. Die Deformations-Zeit-Kurve hat den in Abb. 47 e skizzierten Verlauf. Es ist jedoch zu beachten, daß die mit ϵ_3 gekennzeichnete bleibende Deformation, die immer auf irreversible Veränderungen während der Deformationsphase zurückzuführen ist, hier nicht ausschließlich durch Fließvorgänge entsteht.

9.3.1. Abzugskräfte

Beim Abziehen eines Abdruckes sind mehrere Widerstände zu überwinden, deren Summe die erforderliche Abzugskraft bestimmt. Zu nennen sind:

1) Haft- und Gleitreibung in der Grenzfläche zwischen Abformmasse und abgeformtem Gebiet. Die Haftreibung ist immer größer als die Gleitreibung, so daß zum Einleiten einer Gleitung zwischen trockenen Flächen eine größere Kraft erforderlich ist als zur Aufrechterhaltung der Bewegung. Beide Reibungsarten sind proportional zur Kraft, mit der der gleitende Gegenstand auf der Unterlage lastet.
   Die Größe der gleitenden Flächen geht nicht ein. Befindet sich in der Grenzfläche ein Flüssigkeitsfilm (Speichel), so entfällt die Haftreibung und die Gleitreibung wird gegenüber der Trockenreibung erniedrigt.
2) Einfluß der Oberflächenspannung entweder beim Zerreißen — genauer gesagt beim Spalten — des Speichelfilms in der Grenzfläche (Kohäsionskräfte) oder beim Trennen der trockenen Flächen (Adhäsionskräfte). Die zur Bildung der neuen Oberflächen erforderliche Energie wird der Abzugsarbeit, also dem Produkt aus Abzugskraft und -weg, in Abzugsrichtung entnommen.
3) Unterdruck in den beim Abziehen erzeugten Hohlräumen (6). Der Unterdruck kann maximal den Wert des jeweiligen Atmosphärendruckes annehmen. Bei diesem Effekt unterstützt ein Speichelfilm als zusätzliche Dichtung die Entstehung und Erhaltung von Unterdruckräumen und erhöht somit die Haftung des Abdruckes. Die zur Überwindung des Unterdruckes erforderliche Kraft ergibt sich als Produkt der Druckdifferenz (Atmos-

phärendruck minus Unterdruck) multipliziert mit den zur Abzugsrichtung senkrechten Querschnittsflächen aller der Kieferpartien, die während des Abziehens ein Nachströmen von Luft in die von ihnen freigegebenen Räume des Abformnegativs verhindern oder zumindest beeinträchtigen. Diese „Kolbenwirkung" ist nicht nur bei bauchigen Zähnen zu erwarten, sondern kann – wie bei einer totalen Prothese – vom gesamten Alveolarkamm ausgehen, wenn bei einem Abdruck des ganzen Kiefers die vestibuläre und linguale Ausdehnung entsprechend groß ist.

4) Verformungswiderstand der Abformmasse bei der Entfernung eines bauchigen Zahnes aus seinem Abformnegativ. Bei der Deformation handelt es sich jedoch nicht ausschließlich um eine Kompression, z.B. der Strecke b auf den Wert a, (vgl. Abb. 44), sondern das Material wird auch auf Zug und Scherung beansprucht, da die Abzugskräfte über den Löffel auf die Abdruckmasse übertragen werden, die Widerstände jedoch – vom Unterdruck abgesehen – in der Grenzfläche auftreten. In der Nähe des Löffelbodens entstehen dann vorzugsweise Zugkräfte, in der Nähe der Löffelwandungen überwiegend Scherkräfte. Bei Unterschnitten bezüglich der Abzugsrichtung wirkt die Grenzfläche als schiefe Ebene. Ein weiteres Abziehen wird dann erst möglich, wenn die Normalkomponente der Abzugskraft K für eine entsprechende Kompression des Abformmaterials ausreicht (vgl. Abb. 49). Durch die Kompressionskraft wird auch die Reibung erhöht.

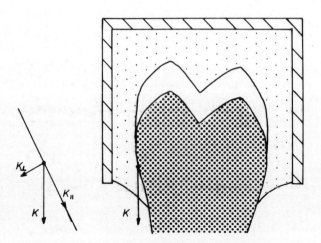

Abb. 49   Deformation des Abformmaterials beim Abziehen von einem nichtpräparierten Zahn

Alle diese Widerstände sind umso größer, je umfangreicher das abgeformte Gebiet ist, je größer also der Kiefer und je höher die Zahl der Zähne ist. Natürlich spielt auch die Form und Stellung (Kippung) der Zähne eine Rolle.
Insbesondere bei parodontotischen Gebissen finden sich zervikal vom Kontaktpunkt der Zähne Verbindungen zwischen Vestibulum und Lingual- bzw. Palatinalgebiet. Werden diese Interdentalräume vor der Abformung nicht ausgeblockt sondern mit abgebildet, so müssen die Verbindungsstege im Abformnegativ beim Abziehen zerrissen werden. Die dabei in der Umgebung auftretenden Spannungen übersteigen immer die Grenzen der rein

elastischen Deformation. Entsprechendes gilt für die Abformung von Schwebebrücken. Die im einzelnen Fall aufzubringende Abzugskraft ist somit von vielen Parametern abhängig (220). Versuche von *Herrmann* (80) an Kiefermodellen ergaben je nach Versuchsbedingung Werte zwischen 1,3 und 25 kp (13 − 250 N). Neben der Festigkeit des Abformmaterials hatten auch Löffelmaterial und -form einen Einfluß: Je stabiler der Löffel und je kleiner (individueller Löffel), desto höher die Abzugskraft. Diese ist ebenfalls höher beim korrigierten Abdruck, als beim Erstabdruck. Der Grund ist vermutlich in der besseren Dichtung der Unterdruckgebiete zu sehen, da beim Korrekturabdruck die Lumina bereits gedehnt sind und somit dem Stumpf unter Spannung anliegen, während der Abdruck noch in situ ist. Es ist allerdings zu bemerken, daß bei diesen Versuchen Löffel und Modell exakt senkrecht zur Kauebene auseinandergezogen wurden, eine Bedingung, die im Munde praktisch nicht eingehalten werden kann. Darüber hinaus wird beim klinischen Vorgehen das Entfernen ganz bewußt mit einer leichten Kippung eingeleitet. Dadurch wird die Abzugsbewegung nicht auf der ganzen Grenzfläche gleichzeitig begonnen. Auf diese Weise lassen sich Kohäsions- und Adhäsionskräfte leichter überwinden. Zusätzlich wird durch das Kippen ein Belüften des Abdrucknegativs erleichtert. Insgesamt ist daher bei der Entfernung eines Abdruckes aus der Mundhöhle mit kleineren Kräften zu rechnen als bei den genannten Experimenten.

9.3.2. Haftung

Auf die Bedeutung der Haftung zwischen Abformmaterial und Löffel für die Genauigkeit gummielastischer Abdrücke wurde wiederholt hingewiesen. Ihre stärkste Beanspruchung erfahren die Haftkräfte während des Abziehens, da die am Löffel angreifende Abzugskraft über die Haftung auf das Abformmaterial übertragen werden muß. Wegen der zum Teil sehr großen Abzugskräfte ist die Verwendung von Haftvermittlern im Zusammenhang mit elastomeren Abformmassen unverzichtbar (56). Ebenso wichtig ist eine gute Verbindung von dünn- und schwerfließendem Abformmaterial beim Doppelmisch- und Doppelabdruckverfahren (63, 156). Sie gelingt nur, wenn beide Materialien vom gleichen chemischen Typ sind. Beim Doppelabdruck ist für eine gute Haftung der Zweitmasse Voraussetzung, daß der Erstabdruck völlig trocken ist.

9.3.3. Deformation des Abformmaterials

Die Deformation eines Werkstückes ist immer in Relation zu seiner Ausgangsdimension zu sehen. Der absolute Wert einer Verformung ist dagegen von nachgeordneter Bedeutung. Die relative Stauchung der Abformschicht bei der Entfernung eines bauchigen Zahnes aus seinem Abformlumen ist somit nicht nur von der Größe des Unterschnittes b − a (Abb. 44), gegeben durch die Zahnform und -stellung, sondern auch von der Schichtdicke b abhängig. Je größer die relative Stauchung (b − a)/b, desto geringer ist der Anteil der rein *Hooke'schen* Deformation, desto größer also die mögliche Beeinträchtigung der Abformgenauigkeit. Das Abformmaterial wird durch den Unterschnitt des Zahnes auch aus dem Löffel herausgezogen. Die dabei auftretende Dehnung ist ebenfalls abhängig von der Schichtdicke: Um in Abb. 49 das Passieren des Unterschnittes zu ermöglichen, muß die Materialschicht mit Hilfe der Normalkomponente $K_\perp$ der Abzugskraft K deformiert werden. Die erforderliche Kraft $K_\perp$ ist umso kleiner, je kleiner die relative Deformation, je größer also die Schichtdicke ist.

Wenn $K_\perp$ nicht senkrecht zur Löffelwand gerichtet ist, besteht die Wirkung dieser Komponente neben einer Kompression in Richtung Löffelwand auch in einer Dehnung in Abzugsrichtung; Kompression und Dehnung nehmen zu mit K.

Wegen der Haftung des Abformmaterials am Löffel nimmt die Dehnung in Abzugsrichtung zur Löffelwand hin ab und erreicht hier den Wert Null. Aufgrund dieses Dehnungsgefälles treten parallel zur Löffelwand auch Scherspannungen auf.

Das gesamte Spannungsfeld im Abformmaterial und nicht nur, wie von *Wilson* (230) angegeben, die relative Kompression, ist somit von der Schichtdicke und damit von der Löffelgröße abhängig.

9.4. Meßmethoden und Werte

Wegen seiner Bedeutung für die Abformgenauigkeit ist das Deformationsverhalten der elastomeren Abformmaterialien Gegenstand zahlreicher Untersuchungen. Neben den verschiedenen mechanischen Konstanten wie Elastizitätsmodul, Kompressionsmodul, Zerreiß- und Bruchfestigkeit, gilt das Hauptinteresse dem Anteil der bleibenden Deformation. Aufgrund ihres visko-elastischen Verhaltens sind die mechanischen Eigenschaften der Elastomeren stark von der Versuchsbedingungen abhängig, insbesondere auch vom zeitlichen Verlauf der Prüfung (53, 109, 169).

9.4.1. Bleibende Deformation

Das Prinzip zur Messung der bleibenden Deformation besteht im Vergleich der Abmessungen einer Referenzstrecke eines Probekörpers vor (M_v) und nach (M_n) einer definierten Deformation. Der Absolutbetrag der Differenz der beiden Meßwerte, bezogen auf den Ausgangswert, ergibt die relative bleibende Deformation:

$$\frac{M_v - M_n}{M_v} \cdot 100 = \text{bl. Def. in \%} \qquad (39)$$

Die Bestimmung der bleibenden Deformation kann entweder nach einer eindimensionalen Kompression oder nach einer Dilatation erfolgen.

Um vergleichbare Werte für verschiedene Materialien zu erhalten, müssen die genormten Prüfkörper entweder immer gleich belastet, oder aber immer gleich stark deformiert werden. Es erscheint jedoch sinnvoller, die Messungen bei konstanter Deformation vorzunehmen (229), da die verschiedenen Materialien ganz erhebliche Unterschiede in ihrer Festigkeit aufweisen und deshalb bei konstanter Belastung stark voneinander abweichende Deformationen erleiden. Verglichen werden soll aber das Verhalten der Massen bei der Deformation durch eine gegebene Abdrucksituation. Daß dabei ein schweres deformierbares Material eine größere Abzugskraft erfordert, ist hier nicht entscheidend.

Als klinisch realistische Bedingungen (56, 229) sind in den Spezifikationsentwürfen (27, 100) bei der Kompression 30% Höhenstauchung eines Prüfzylinders für die Dauer von 5 s und beim Zugversuch an einer Probe (mit rechteckigem Querschnitt) 50% Dehnung über 10 s festgelegt worden. Bei höheren Stauchungen und längeren Belastungen ergeben sich höhere Werte für die bleibende Deformation (53, 56, 104, 127, 165, 212).

9.4. Meßmethoden und Werte

Wird dagegen eine konstante Belastung benutzt, so ist die bleibende Deformation in Relation zur Gesamtdeformation zu sehen. Das Verhältnis von bleibender zur Gesamtänderung wird auch als Elastizitäts-Index bezeichnet (63, 122).

Die Rückstellung der Elastomeren nach der Entlastung ist eine Funktion der Zeit (vgl. Abb. 47 d), d.h. die nach der Entlastung erhaltenen Meßresultate sind zeitabhängig und erreichen erst nach längerer Zeit konstante Werte. Diese auch als Erholung bezeichnete allmähliche Rückstellung beansprucht bei vielen Materialien, insbesondere bei den Polysulfiden (56, 109, 229), mehrere Minuten. Erfolgt die zweite Messung der Referenzstrecke in einem kurzen Zeitabstand nach dem Entlasten (z.B. 2 min beim Kompressionstest, jedoch 10 min beim Dehnungsversuch), so können evtl. noch anelastische Anteile der Deformation mit erfaßt werden. Der Wert für die bleibende Deformation wird dann zu groß angegeben.

Die relative bleibende Deformation der elastomeren Abformmaterialien unter den genannten Bedingungen ist von der Größenordnung Prozent. Bei Werten bis zu 3% wird das Rückstellvermögen noch als gut bezeichnet (56). Die Polysulfide als Gruppe besitzen gegenüber den Silikonen ein geringeres Rückstellvermögen (22, 25, 56, 104, 109, 127, 134, 135, 150, 157), während die Polyäthermasse in ihrem Verhalten den besten Silikonen entspricht (22, 104, 109, 155).

9.4.2. Verformbarkeit

Zur Erleichterung des Abziehens ist es von Vorteil, wenn die Abdruckmaterialien schon mit kleinen Kräften stark verformt werden können. Andererseits müssen die Materialien aber eine ausreichende Festigkeit besitzen, damit bei der Modellherstellung – etwa durch das Gewicht des Gipsbreies oder dessen Expansionsdruck (32, 134) keine untolerierbaren Deformationen des Abformnegativs entstehen.

Als Maß für die Verformbarkeit dient die prozentuale Stauchung genormter Probekörper bei einem eindimensionalen Kompressionsversuch (27, 100) mit einer Belastung von ca. 10 N/cm^2. Dabei werden für die Elastomere Werte zwischen 5% und 20% zugelassen. Es zeigt sich, daß wiederum die Silikone als Gruppe die höhere Festigkeit (kleinere Prozent-Werte) aufweisen im Vergleich zu den Polysulfiden (56, 104).

Bei Dehnungsversuchen ergibt sich aus dem Spannungs-Dehnungs-Diagramm der Elastizitätsmodul, das in der Materialprüfung gebräuchlichste Maß für die Festigkeit eines Werkstoffes. Es ist erstaunlich, daß die Bestimmung des E-Moduls nicht in die Spezifikationsentwürfe aufgenommen wurde. Die E-Moduln elastomerer Abformmaterialien sind jedoch von verschiedenen Autoren bestimmt worden. Ihre Werte liegen in der Größenordnung von einigen N/mm^2 (38, 76, 104, 189, 229), und sind für die Polysulfide niedriger als für die Silikone und Polyäther.

9.4.2.1. Zerreißfestigkeit

Die Zerreißfestigkeit ist von Bedeutung bei der Abformung von Gebissen mit offenen Interdentalräumen, da hier die unterhalb der Kontaktpunkte benachbarter Zähne vorhandenen Stege aus Abformmasse bei der Entfernung des Abdruckes zerrissen werden müssen. Hier ist eine geringe Reißfestigkeit vorteilhaft, da die zum Zerreißen erforderlichen Kräfte nur durch Deformation der benachbarten Zonen im Abdruck aufgebracht werden können. Der Anteil an bleibender Deformation kann dann besonders groß werden, wenn der Reißwiderstand das Abziehen verzögert, so daß nicht nur die Höhe der Belastung, sondern auch eine außerordentliche Belastungsdauer das Rückstellvermögen beeinträchtigt. Die Zerreißfestigkeit der verschiedenen Materialien ist sehr unterschiedlich und kann Werte annehmen zwischen 0,2 und 2 N/mm^2 (105, 125, 189, 212, 229). Die beim Zerreißen erreichte maximale Dehnung liegt bei den meisten Materialien oberhalb 100%, kann in Einzelfällen bei Silikonen und Polysulfiden aber auch Werte von 250% annehmen (212, 229).

9.4.2.2. *Shore*-Härte

Eine sehr einfache Methode, Aufschluß über die Festigkeit eines gummielastischen Materials zu gewinnen, ist die *Shore*-Härteprüfung.

Das Meßgerät besitzt eine ebene Unterseite, aus der ein gegen eine Federkraft beweglicher Dorn ragt. Wird das Gerät auf die Gummiprobe aufgesetzt, so drückt der Dorn je nach Festigkeit der Probe deren Oberfläche unterschiedlich stark ein. Der Kehrwert der Eindrucktiefe ist dann − in *Shore*-Härtegraden geeicht − ein Maß für die Festigkeit. Im Gegensatz zur Härteprüfung bei starren Materialien wird bei der *Shore*-Härte die elastische Festigkeit und nicht der Widerstand gegen plastische Deformation bestimmt. Die *Shore*-Härte (H_S) der elastomeren Abformmassen hat Werte zwischen 20 und 80 H_S (56, 155, 163, 165, 169, 224).

9.4.2.3. Fließen (Flow)

Der Begriff „Flow" wird für die zunehmende Deformation eines Abformmaterials während konstanter Belastung über längere Zeiten verwendet (2), z.B. unter dem Gewicht des Gipsbreies bei der Modellherstellung. Dieser offenbar von der Prüfung thermoplastischer Abformmaterialien übernommene Begriff ist auf das Verhalten der Elastomeren unter konstanter Belastung nicht zu übertragen, da bei den gummielastischen Materialien die mit der Zeit zunehmende Deformation vorwiegend, bei geringen Belastungen möglicherweise sogar ausschließlich, auf anelastische, also prinzipiell umkehrbare Effekte (ϵ_2) und eben nicht auf Fließvorgänge zurückzuführen ist.

Nichtsdestoweniger ist dieser Effekt für die Genauigkeit des Modells von Bedeutung (109, 163, 164, 165, 229) und sollte durchaus bei den neuen Spezifikationen berücksichtigt werden.

9.5. Parameter der mechanischen Eigenschaften

9.5.1. Zeitabhängigkeit

Alle mechanischen Eigenschaften sind sehr empfindlich abhängig vom erreichten Vernetzungsgrad des Materials. Die Meßwerte sind deshalb eine Funktion der nach Mischbeginn verstrichenen Zeit. So nimmt insbesondere das Rückstellvermögen innerhalb der ersten 30 min deutlich zu (22, 30, 31, 38, 53, 56, 68, 122, 127, 134, 147, 165, 187, 200, 212, 224, 229). Dieser Effekt ist besonders ausgeprägt bei den Polysulfiden, die im allgemeinen langsamer vernetzen als die Silikone (56, 127, 135). Das ist der Grund, weswegen immer wieder vor einem zu frühen Entfernen des Abdruckes gewarnt und häufig die Empfehlung ausgesprochen wird, den Abdruck ein bis zwei Minuten länger als die vom Hersteller angezeigte Zeit im Munde zu belassen (30, 31, 56, 140, 155).

9.5. Parameter der mechanischen Eigenschaften

Wegen der entscheidenen Bedeutung der bleibenden Deformation für die Abformgenauigkeit ist verschiedentlich vorgeschlagen worden, mit Hilfe dieser Eigenschaft die Abbindezeit von Abformmassen nach einer der in Abschnitt 9.4.1. erwähnten Meßmethoden zu bestimmen (22, 38, 164), weil auf diese Weise die klinische Situation besser imitiert werden kann als mit dem Penetrometer-Verfahren (vgl. Kap. 3.2.2.3.), bei dem gleichfalls das Rückstellvermögen als Indiz für den Vernetzungsgrad benutzt wird.

Aufgrund der Abhängigkeit der mechanischen Eigenschaften vom Vernetzungsgrad der Abformmasse ist im Verlauf der Lagerungszeit ein weiterer Anstieg des Rückstellvermögens und der Festigkeitseigenschaften zu erwarten, bis schließlich ein Sättigungswert erreicht ist. Diese Erwartung wird bestätigt durch Untersuchungen sowohl zum Rückstellvermögen (25, 63, 134, 212) als auch zur Festigkeit (56, 155, 169, 212). Lediglich *Kaloyannides* (104, 105, 109) findet für einige Materialien auf Silikonbasis und für den Polyäther teils vorübergehende (so für Impregum), teils anhaltende Abnahme der Meßwerte während einer 48-stündigen Lagerung. Das ist umso erstaunlicher, als dabei bereits die 10 min nach Mischbeginn gemessenen Werte höher liegen als die nach 24 h. Der Autor vermutet eine Depolymerisation als Ursache des Effektes.

Die Lagerzeitabhängigkeit der mechanischen Eigenschaften ist nur von geringer praktischer Bedeutung, da die stärkste Beanspruchung des Materials beim Entfernen des Abdruckes erfolgt.

9.5.2. Härterkonzentration

Der Einfluß der zugesetzten Härtermenge auf das mechanische Verhalten ist zweifach:

1) Die Reaktionsgeschwindigkeit nimmt zu mit der Härterkonzentration (vgl. Kap. 3.4.2.). Unterdosierung bedingt also einen geringeren Vernetzungsgrad und damit ein kleineres Rückstellvermögen für einen gegebenen Zeitpunkt (56, 155, 163, 165, 169).
2) Bei größeren Abweichungen der Härterkonzentration unterscheiden sich auch die nach längerer Zeit erreichten Sättigungswerte der mechanischen Eigenschaften. Dieser Effekt ist jedoch von untergeordneter Bedeutung, da, wie erwähnt, die mechanische Qualität im Zeitpunkt des Abziehens entscheidend ist.

Aus den genannten Gründen muß deshalb von einer Unterdosierung zum Zweck der Verlängerung der Verarbeitungszeit abgeraten werden (131, 155).

9.5.3. Verformungsgeschwindigkeit

Je höher die Verformungsgeschwindigkeit der Elastomeren, desto höher wird der Verformungswiderstand (120) und die Zerreißfestigkeit (125). Da bei hoher Verformungsgeschwindigkeit der Anteil der *Hooke'schen* Dehnung relativ groß wird, nimmt auch das Rückstellvermögen des Materials zu, bzw. seine bleibende Deformation ab (53, 127). Der Einfluß ist beträchtlich und bei den Polysulfiden ausgeprägter als bei den Silikonen. So kann eine Verdoppelung der Geschwindigkeit eine Abnahme der bleibenden Deformation von 30 − 40% bewirken (127). Entsprechend enthalten die Spezifikationsentwürfe (27, 100) auch Vorschriften bezüglich der Deformationsgeschwindigkeit.

Im Interesse einer möglichst geringfügigen Deformation des Abdruckmaterials kommt es somit darauf an, das Abziehen möglichst schnell mit einem kräftigen Ruck vorzunehmen. Dadurch wird einerseits die gewünschte hohe Deformationsgeschwindigkeit erreicht und andererseits die Belastungsdauer klein gehalten, wodurch ebenfalls das Rückstellvermögen der Abformmasse erhöht wird.

9.5.4. Füllstoffgehalt

Über den Füllstoffgehalt der Abformmaterialien werden im allgemeinen keine Angaben gemacht. Geht man jedoch davon aus, daß die von ein und demselben Hersteller angebotenen unterschiedlich fließenden Materialien gleichen Namens (z.B. Permlastic heavy und light bodied) sich lediglich in ihrem Gehalt an Füllstoffen unterscheiden, so besteht der Einfluß eines zunehmenden Füllstoffgehaltes in einer Erhöhung der Festigkeit, also des Verformungswiderstandes der Abformmaterialien (56, 105, 120, 125, 157, 169, 229), wie es für den Verwendungszweck der zähfließenden Masse als Löffelmaterial oder für den Erstabdruck beim Korrekturverfahren durchaus erwünscht ist.

Verständlich wird dieser Zusammenhang wenn man annimmt, daß bei hohem Füllungsgrad die Streckung der Makromoleküle durch die eingelagerten Kristallpartikel beeinträchtigt wird. Damit geht der Anteil der anelastischen Dehnung zurück. Infolgedessen sollte auch das Rückstellvermögen der hochgefüllten Massen besser sein. In der Literatur gibt es dazu keine direkten Aussagen. Vergleicht man jedoch die unter gleichen Bedingungen gewonnen Meßwerte zur bleibenden Deformation von Materialien unterschiedlicher Fließfähigkeit des gleichen Fabrikats, so wird diese Erwartung bestätigt: Je geringer die Fließfähigkeit (hoher Füllstoffgehalt ? !), desto geringer die bleibende Deformation (22, 104, 109, 120, 125, 135, 146, 147, 157). Dagegen findet *Mansfield* (127) sowohl bei Zugbeanspruchung als auch unter Kompression jeweils für die dünnfließende Masse kleinere Werte der bleibenden Deformation.

9.5.5. Schichtdicke

Der Betrag der bleibenden Deformation nimmt zu mit der relativen Gesamtdeformation. Als kritische obere Grenze der Deformation beim Abziehen eines Abdruckes wird ein Wert von 25% angesehen (34, 56). Bei gegebener Tiefe des Unterschnittes ist die relative Deformation dann nur von der Schichtdicke des Abformmaterials abhängig (vgl. Abb. 45). Es ist deshalb wichtig, den Abformlöffel so groß zu wählen, daß überall eine mindestens 2-3 mm dicke Materialschicht zwischen Zahnreihe und Löffelwand vorhanden ist (35, 125, 148, 171, 224). Diese Forderung gilt auch für individuelle Löffel. Bei der Wahl der Schichtdicke sind die mit größerer Dicke zunehmenden Schrumpfungseffekte (vgl. Kap. 4.3.1.) gegen die bei stärkeren Schichten abnehmenden Deformationseffekte abzuwägen. Da die bleibende Deformation Werte der Größenordnung Prozent, die Schrumpfung dagegen nur Promill erreicht, sind die Deformationseinflüsse stärker zu berücksichtigen.

10. Abdruck und Modell

Die Abformung in der Mundhöhle erfolgt zum Zwecke der Anfertigung eines Arbeitsmodelles, dessen Abmessungen möglichst exakt mit dem abgeformten Original übereinstimmen sollen.
Die Modellherstellung ist der zweite Schritt im Werdegang einer Gußprothese. Die Prozedur ist im Prinzip wieder eine Abformung, diesmal des Abdrucknegativs, und es kann nicht überraschen, daß dabei abermals Dimensionsänderungen entstehen. Bei Untersuchungen, in denen die Abformtechnik konstant gehalten wird, ergibt sich eindeutig eine Abhängigkeit der Dimension des Arbeitsmodelles von der Herstellungsmethode und den Eigenschaften des gewählten Modellmaterials (97, 99, 121, 190, 192, 197). Wird dabei das Modell mit dem Abdrucknegativ verglichen, so ergibt sich ein Zusammenhang zwischen dem Volumenverhalten des Modellmaterials während des Überganges aus der plastischen bzw. flüssigen Phase in den erstarrten Zustand: Kontrahierende Materialien reproduzieren ein Abdrucklumen zu klein, expandierende Materialien dagegen zu groß (96, 98). Nach den Untersuchungen von *Ilg* (98) ist das Arbeitsmodell ein nahezu maßstäbliches Abbild des Abdrucknegativs. Dieses an Kupferring-Abdrücken mit ihrer hohen Symmetrie bezüglich der Wandstärke des Abformmaterials erhaltene Ergebnis darf jedoch nicht verallgemeinert werden, da im Falle eines expandierenden Modellwerkstoffes die Nachgiebigkeit der elastischen Abformmasse nicht nur von deren Festigkeit, sondern auch von der Dicke der belasteten Schicht abhängig ist. Nach dem *Hooke'schen* Gesetz nimmt der Absolutbetrag einer Deformation mit der zur Belastungsrichtung parallelen Dimension des Werkstückes zu. Bei der Modellherstellung nach Löffelabdrücken ist deshalb zumindestens bei expandierendem Modellmaterial mit zusätzlichen Verzerrungen der Modellstümpfe zu rechnen. Diese überlagern sich den durch Kontraktionen im Abformmaterial entstandenen Effekten, die ebenfalls der Schichtdicke proportional sind (122).
Zur Modellherstellung wird neben dem Ausgießen des Abdruckes mit einem anschließend erstarrenden Material auch ein galvanisches Verfahren benutzt, wobei das Abdrucknegativ nach geeigneter Vorbereitung in einem elektrolytischen Bad mit einer Metallschicht (Ag, Cu) überzogen wird. Bei diesem Vorgehen sind von seiten des Modellwerkstoffes keine dimensionsändernden Einflüsse zu erwarten. Dennoch geben auch die auf galvanoplastischem Wege gefertigten Modellstümpfe das Abdrucknegativ, wenn auch geringfügig zu groß wieder (98, 121, 197). Eine Erklärung ist in einer Veränderung der Abformmasse aufgrund von fortschreitender Kontraktion während der einige Stunden in Anspruch nehmenden Galvanisierung, möglicherweise aber auch durch Einflüsse des Elektrolyten zu sehen.
Es würde den Rahmen dieser Arbeit sprengen, näher auf die Problematik der Modellherstellung und auf die Eigenschaften der Modellwerkstoffe einzugehen, wenngleich sich aus der aufgezeigten Analogie viele Parallelen ergeben. Hier sei nur noch erwähnt, daß sich die elastomeren Abformmaterialien als besonders inert gegenüber allen Modellwerkstoffen erweisen, und sich auch für die Galvanotechnik gut eignen (4, 134, 146, 175). Hierin unterscheiden sie sich ganz wesentlich von ihren Vorläufern, den irreversiblen und reversiblen Hydrokolloiden.
Es liegt jedoch nahe, zu versuchen, die während der Abdrucknahme entstandenen Dimensionsänderungen des Abdrucknegativs gegenüber dem Urmodell mit Hilfe der Veränderun-

gen während der Modellherstellung zu kompensieren. In den folgenden Abschnitten sollen die in diesem Zusammenhang angestellten Überlegungen und Untersuchungen kurz aufgezeigt und diskutiert werden.

10.1. Werkstoffkette

In der Literatur wird immer wieder auf den engen Zusammenhang zwischen Abformung und Modellherstellung hingewiesen und dann gefordert, geeignete, auf Abformmaterial und -methode abgestimmte Modellwerkstoffe (Werkstoffkette) zu benutzen (3, 48, 59, 60, 78, 122, 162, 197, 211, 212, 218), etwa in dem Sinne, einen Abdruck mit zu großen Stumpflumina mit kontrahierendem Modellmaterial auszugießen. Es sei daran erinnert, daß eine Lumenvergrößerung durch Schrumpfen des Abformmaterials zur Löffelwand zustande kommt (vgl. Kap. 4.3.1.), so daß den Kontraktionseffekten eines Abformmaterials also mit einem ebenfalls kontrahierenden Modellwerkstoff begegnet werden muß (137); dieser Zusammenhang wird von einigen Autoren (180, 192) nicht richtig gesehen. Man muß sich davor hüten, die Bedeutung einer geeigneten Werkstoffkette für die Dimensionstreue des Arbeitsmodelles überzubewerten. So können z.B. Verzerrungen des Abdrucknegativs nicht rückgängig gemacht werden (59), da die Verzerrung des Abformlumens als Folge der Kontraktion zur Löffelwand durch die Schichtdicke des Abformmaterials bestimmt wird, der Absolutwert der Kontraktion des Modellwerkstoffes dagegen von den Abmessungen des Lumens abhängig ist. Im günstigsten Fall einer unbehinderten Kontraktion des Modellwerkstoffes entsteht ein maßstäblich verkleinertes Abbild des verzerrten Lumens als Modell (Abb. 50). Dieses kann dann in einigen Bereichen größer, in anderen kleiner als das Urmodell sein (137).

Aber selbst unter der idealisierenden Vernachlässigung aller Verzerrungen im Abdrucknegativ ist es praktisch sinnlos, bei Abformung und Modellherstellung eine Materialkombination in ihrem spezifischen Kontraktionsverhalten aufeinander abzustimmen. Eine solche Kombination würde immer nur für eine Löffelgröße (Dicke der Abformschicht) und

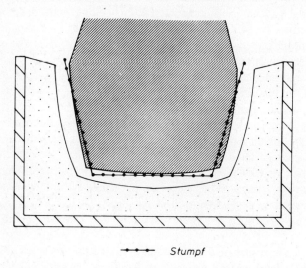

Abb. 50   Stumpf, Abformnegativ und Modell aus kontrahierendem Modellmaterial

eine Stumpfgröße funktionieren. Alle Versuche, aus einer gegebenen Abdrucksituation solche Wertepaare der spezifischen Kontraktion zu ermitteln, haben somit keine Allgemeingültigkeit. Dazu kommt, daß sowohl bei der Abformung, als auch bei der Modellherstellung ein nicht voraussagbarer Teil der mit dem Abbinden einhergehenden Volumeneffekte in der Anfangsphase der Reaktion durch Nachfließen kompensiert werden kann (vgl. Kap. 4.3.3.).

Dennoch müssen die Zusammenhänge qualitativ berücksichtigt werden. Es ist fahrlässig, einen frischen Korrekturabdruck, der wie im Kap. 5.3.2. gezeigt, anfänglich die Stumpflumina zu klein wiedergibt, mit einem kontrahierenden Modellmaterial auszugießen, oder im anderen Extremfall bei einem älteren und deshalb durch Schrumpfung vergrößerten Löffelabdruck einen stark expandierenden Modellwerkstoff zu benutzen. Generell ist auch an die Modellwerkstoffe die Forderung nach möglichst geringen Volumenänderungen während des Abbindens zu stellen.

10.2. Zeitpunkt der Modellherstellung

Verschiedentlich wird auch vorgeschlagen, die zunächst zu kleinen Korrekturabdrücke dem vergrößernden Einfluß der Langzeitschrumpfung der Abformmasse auszusetzen (1, 159, 191), zum Teil mit recht präzisen Angaben der Wartefrist. Aber auch hierbei sind alle generalisierenden Aussagen unzulässig, da einerseits der Grad der Lumenverkleinerung mit den Besonderheiten des Abformverhaltens (z.B. Abflußmöglichkeiten) variiert, andererseits die Wartefrist sowohl von der Verkleinerung als auch von der Schichtdicke der schrumpfenden Abformmasse abhängig ist. Deswegen, und weil die Verzerrungen des Abdrucknegativs wegen der unregelmäßigen Schichtdicken im Laufe der Zeit zunehmen, ist eine Verzögerung der Modellherstellung nicht angezeigt (24, 25, 30, 31, 109, 122, 157, 181); unmittelbar nach dem Abziehen ist dem Abdrucknegativ die größte Dimensionstreue zuzuschreiben. In Anbetracht der Zeitabhängigkeit der elastischen Rückstellung nach möglichen Deformationen beim Abziehen sollte jedoch mit der Anfertigung des Arbeitsmodelles etwa 10-15 min gewartet werden (34, 35, 56, 62, 109).

10.3. Thermische Korrektur

Um die thermische Kontraktion der Abformmasse beim Abkühlen zu kompensieren, wurde von *McLean* (135) vorgeschlagen, Abdrücke mit erwärmtem Gipsbrei, dessen Temperatur der Abbindetemperatur entspricht, auszugießen. *Schwindling* (196, 198) hat mit Hilfe seiner Registriermethode zum Kontraktionsverhalten gezeigt, daß durch entsprechende Erwärmung des Abformmaterials die Gesamtkontraktion, also sowohl die Abbinde- als auch die thermische Kontraktion, ausgeglichen werden kann.

Die Kompensation einer Schrumpfung durch thermische Expansion des betroffenen Materials erscheint auch vom theoretischen Standpunkt aus als voll befriedigend. Vorausgesetzt, daß die Temperaturänderungen oder die Lagerbedingungen keine irreversiblen Veränderungen der Abformmasse verursachen, werden bei der Expansion auch die durch das erzwungene Schrumpfen zu den Löffelwänden induzierten Verzerrungen rückgängig gemacht. Allerdings sind auch bei der thermischen Korrektur gewisse Unsicherheiten in Kauf zu nehmen, da erstens im Einzelfalle die Abbindetemperatur nicht exakt bekannt ist und zweitens wegen des Nachfließens keine Vorhersagen über den effektiven Anteil der Abbindekontraktion möglich sind. Außerdem ist zu beachten, daß das bei höherer Temperatur angefertigte Arbeitsmodell seinerseits bei der zur weiteren Verwendung unvermeidlichen Abkühlung auf Raumtemperatur einer thermischen Kontraktion unterliegt. Die thermischen Expansionskoeffizienten von Gips (ca. $10 \cdot 10^{-6}$ 1/°C (72)) oder Kupfer (ca. $17 \cdot 10^{-6}$ 1/° (66)), sind jedoch um einen Faktor zwischen 5 und 25 niedriger als die der elastomeren Abformmassen (vgl. Kap. 4.4.4.).

Die praktische Brauchbarkeit der thermischen Korrektur wurde von *Eifinger* (43) aufgrund seiner Untersuchungen an Löffelabdrücken verneint. Es wurde jedoch schon darauf hingewiesen (vgl. Kap. 6.3.), daß die bei diesen Untersuchungen benutzte Meßvorrichtung vermutlich unbrauchbar ist. In der Tat ist bei einem von der Meßeinrichtung unbeeinflußten Experiment die bei der Anwendung der thermischen Korrektur erzielte Übereinstimmung von Urmodell und Arbeitsmodell mit einer Durchmesserabweichung von nur 1,5 μm optimal.

Nach eigenen Untersuchungen (138), bei denen der Einfluß der Gipsbreitemperatur auf die Dimensionstreue der Modellstümpfe verfolgt wurde, ergab sich eine — innerhalb der Fehlergrenzen exakte — Wiedergabe der als Referenzstrecke benutzten Stumpfdurchmesser für den Fall, daß Abbindetemperatur und Gipstemperatur identisch waren. Mit abnehmender Gipstemperatur vergrößerten sich die Modellstümpfe entsprechend der stärkeren Schrumpfung der Abformmasse zur Löffelwand (Abb. 51). Der steilere Kurvenverlauf bei Verwendung eines Metall-Löffels ist auf dessen im Vergleich zum Kunststoff-Löffel höhere Stabilität zurückzuführen, die der Deformation durch die Kontraktionskräfte im Abformmaterial einen höheren Widerstand entgegensetzt. Die Löffeldeformation bedeutet eine Minderung der erzwungenen Kontraktion und wirkt somit einer weiteren Vergrößerung der Abformlumina entgegen (vgl. Kap. 4.3.2.).

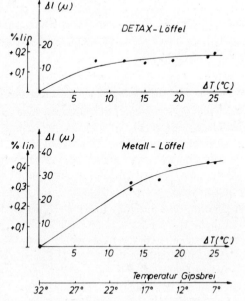

Abb. 51   Veränderungen der Modellstumpfdurchmesser in Abhängigkeit von der Temperatur des Gipsbreies

11. Abschließende Bemerkungen

Mit der vorliegenden Arbeit sollte der Versuch unternommen werden, den Einfluß der spezifischen Materialeigenschaften und der methodisch bedingten Faktoren auf die Dimensionstreue von Abformungen mit elastomeren Massen aufzuzeigen und physikalisch zu begründen.

Es hat sich gezeigt, daß bei jeder Abformung grundsätzlich unvermeidbare Fehler – wie Abbindekontraktion, endogene Spannungen oder bleibende Deformationen – auftreten. Das Ziel aller materialkundlichen Untersuchungen muß es sein, daß Ausmaß der unvermeidlichen Fehler in Abhängigkeit von den Materialeigenschaften und der angewandten Methode zu ermitteln, um so zu entscheiden, ob die Fehler relevant sind oder vernachlässigt werden dürfen.

Im ersten Fall ist dann zu überlegen, ob der Fehler durch andere, unvermeidbare oder bewußt induzierte Veränderungen bei den folgenden Arbeitsphasen kompensiert werden kann, so daß im Idealfall zwei aufeinanderfolgende Fehlerquellen ausgeschaltet werden können.

Bei allen Überlegungen zur Genauigkeit eines Arbeitsganges sind zwei Fragen von Bedeutung:

1) Welche Genauigkeit ist (bei vertretbarem Aufwand) möglich,
2) welche Genauigkeit ist erforderlich.

In Beantwortung der ersten Frage läßt sich sagen, daß mit Hilfe der Elastomeren unter Laborbedingungen Arbeitsmodelle angefertigt werden können, die bis auf wenige Mikrometer mit dem Urmodell übereinstimmen (5, 42, 117). Diese Präzision ist allerdings beim klinischen Arbeiten schon deshalb nicht zu erwarten, weil hier nicht immer die bezüglich der Genauigkeit optimale Methode eingesetzt werden kann. Dazu kommen individuelle, also nicht normierbare Besonderheiten, nicht zuletzt durch den Behandler selbst. Dessen manuelle Geschicklichkeit, insbesondere aber auch seine wissenschaftliche und durch Erfahrung gewonnene Vertrautheit mit den Materialien kann nicht hoch genug eingeschätzt werden (61, 62, 163, 192).

Wie genau eine klinische Abformung ist, läßt sich exakt nicht erfassen, sondern nur abschätzen an der Paßgenauigkeit des fertigen Gußstückes. (Ist diese mangelhaft, so ist das natürlich nicht notwendig auf einen ungenauen Abdruck zurückzuführen.) Deshalb kann auch die zweite Frage nach der erforderlichen Genauigkeit einer Abformung zunächst nur indirekt, auf dem Umweg über die gewünschte Präzision des fertigen Gußstückes beantwortet werden.

Das Problem der Paßgenauigkeit von gegossenem, festsitzenden Zahnersatz wird kompliziert durch die Tatsache, daß z.B. eine in ihrem Lumen dem präparierten Stumpf exakt entsprechende Gußkrone unbrauchbar ist, da sie für die zur Befestigung erforderliche Zementschicht zwischen Stumpf und Kroneninnenseite keinen Platz läßt (Abb. 52). Wird eine solche Krone dennoch eingesetzt, so bewirkt die Zementschicht eine okklusale Anhebung der Krone, deren Betrag in Abhängigkeit von Zementschichtdicke und Präparationswinkel immer größer ist als die Stärke der Zementschicht selbst. Voraussetzung für einen exakten Sitz der Krone ist somit, daß der Durchmesser des Kronenlumens überall um das Doppelte der Zementschichtdicke größer ist als der zugehörige Stumpfdurchmesser. Entsprechend muß ein zentrales Inlay kleiner sein als die präparierte Kavität. Die Dicke des Zementfilmes kann bei feinkörnigen Zementen weniger als 10 μm betragen (26, 102). Es erscheint jedoch realistischer, mit Werten zwischen 20 und 30 μm zu rechnen (44, 48, 197, 225, 226).

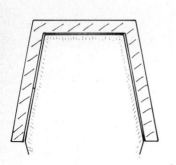 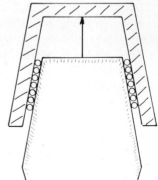

Abb. 52   Einfluß der Zementschicht auf den Sitz einer paßgenauen Gußkrone

Durch die Zementschicht entsteht ein Randspalt zwischen Krone (Inlay) und präpariertem Zahn. Die Größe dieses Spaltes gilt als Kriterium für die Paßgenauigkeit eines Gußstückes (166). Über die klinisch tolerierbare Größe dieses Spaltes finden sich unterschiedliche Angaben (39); häufig wird jedoch 50 μm als Maximalwert genannt (33, 44, 166).
Es gibt verschiedene Möglichkeiten, den Platz für die Zementschicht zu schaffen. Neben der Bearbeitung des fertigen Gußstückes durch Radieren oder galvanisches Abtragen kann auch schon während der einzelnen Arbeitsphasen der Anfertigung die gewünschte Fehlpassung durch gesteuerte Ungenauigkeit angestrebt werden. So wurde bereits von *Ilg* (96) und *Schwindling* (197) darauf hingewiesen, daß mit Hilfe der Kontraktion der Abformmaterialien die Abdrucklumina vergrößert (entsprechend die Kavitätennegative verkleinert) werden können, um auf diese Weise die für die Zementschicht erforderliche Fehlpassung zu erreichen. Da es bei der Schrumpfung im Löffel aber auch immer zu Verzerrungen des Abdrucknegatives kommt und der Betrag der Veränderung allenfalls nur abgeschätzt werden kann, sollte dieser Effekt nicht genutzt werden.
Eine gesteuerte Expansion (Kontraktion) ist auch während der Einbettphase möglich. Da die Einbettmasse bei Verwendung einer Asbestmanschette in der Gußmuffel sowohl beim Abbinden als auch bei der nachfolgenden Erhitzung auf Gußtemperatur frei expandieren kann, erfolgen hier alle Dimensionsänderungen maßstäblich. Zudem kann bei modernen Einbettmassen über das Anmischverhältnis die erwünschte Expansion auf ein Promill (entsprechend 10 μm auf 1 cm) genau eingestellt werden, so daß in Abhängigkeit von der Größe des Gußstückes die gewünschte Über- oder Unterexpansion sehr exakt eingestellt und erreicht werden kann (139).
Wird der erforderliche Platz für die Zementschicht mit Hilfe der Einbettmassenexpansion erzielt, so sollte das Arbeitsmodell so genau wie möglich mit dem Urmodell übereinstimmen. Das bedeutet, daß auch bei der Abformung mit größter Präzision gearbeitet werden muß. *Voss* (223) nennt als Toleranzbreite für Stumpflumina ± 10 μm. Auf keinen Fall

darf die für das fertige Gußstück geforderte maximale Toleranz für die Abformung übernommen werden, da im Verlauf des weiteren Werdeganges andere Fehlerquellen die Paßgenauigkeit zusätzlich beeinträchtigen.

Die Dimensionstreue eines Abdrucknegatives nimmt im Laufe der Lagerungszeit ab. Die Modellherstellung sollte deshalb unverzüglich, also noch in der zahnärztlichen Praxis vorgenommen werden (vgl. Kap. 9.2.). Daraus ergibt sich eine Verschiebung der traditionellen Grenze zwischen den Zuständigkeitsbereichen des Zahnarztes und des technischen Labors, die sicherlich auf manchen Widerstand aus beiden Lagern stoßen wird. Denn letzten Endes beruhte die Einführung der elastomeren Abformmassen vorwiegend auf dem Wunsch, die Hydrokolloide durch auch über längere Zeiten dimensionsstabile Materialien zu ersetzen, damit, wie bei den starren Abformmaterialien, die Modellherstellung wieder dem Techniker überlassen werden konnte.

Da jedoch eine Verzögerung der Modellherstellung wegen der fortschreitenden Schrumpfung der Abformmasse sowohl bei Kronen als auch bei Inlays den für die Zementschicht verfügbaren Raum vergrößert, ist ein durch Kontraktion geringfügig verändertes Abformnegativ im Endeffekt günstiger zu bewerten als ein Abdruck, der durch während der Abformung induzierte elastische Spannungen im Löffel oder in der Abformmasse selbst (endogene Spannungen) verfälscht ist. Diese Spannungen verkleinern die Lumina und bergen so die Gefahr in sich, daß die fertigen Kronen zu klein werden und deshalb nicht eingesetzt werden können. Eine zu große Krone dagegen läßt sich immer einsetzen. Wichtig ist dann nur, daß der durch die Übergröße entstehende Randspalt klinisch tolerierbar ist.

Die grundsätzlichen Fehler bei der Abformung können durch Maßnahmen im Zusammenhang mit der Modellherstellung nicht kompensiert werden. Wegen der Bedeutung eines exakten Arbeitsmodelles für die Paßgenauigkeit der fertigen Arbeit ist deshalb schon bei der Abformung die größtmögliche Genauigkeit anzustreben. Es ist daher wichtig, alle Fehler klein zu halten. Das beginnt mit der an der speziellen Abformsituation orientierten Auswahl geeigneter Materialien, da die wünschenswerten optimalen Eigenschaften z.T. miteinander unvereinbar sind; so begünstigt ein hoher Füllstoffgehalt die Volumenstabilität, beeinträchtigt dagegen die Fließeigenschaften. Eine große Fehlerquelle ist in der unsachgemäßen Verarbeitung der Materialien zu sehen. Eben weil die elastischen Eigenschaften der noch fließenden Massen nicht augenscheinlich sind, werden die Auswirkungen endogener Spannungen allzuleicht unterschätzt. Exaktes Dosieren und die Vermeidung unnötiger Wärmezufuhr während des Mischens sind auch bei zügiger Verarbeitung wesentliche Voraussetzungen für genaues Abformen. Eine ausreichende Abbindezeit und ein den mechanischen Eigenschaften der Elastomeren Rechnung tragendes ruckartiges Abziehen des Abdruckes sind weitere Forderungen. Die einmal gewonnene Präzision sollte dann durch unnötiges Verzögern der Modellherstellung nicht vertan werden.

Bei Würdigung aller Eigenschaften sind die elastomeren Abformmaterialien, wie sie dem Zahnarzt heute zur Verfügung stehen, hervorragende und in der modernen zahnärztlichen Praxis längst unentbehrlich gewordene Hilfsmittel. Trotz ihrer im Vergleich zu anderen Werkstoffen starken Dimensionsempfindlichkeit gegenüber chemischen und thermischen Veränderungen sowie mechanischen Belastungen ermöglichen sie bei richtiger Handhabung sehr präzise Abformungen als erste Voraussetzung zur Erfüllung der hohen klinischen Ansprüche bezüglich der Paßgenauigkeit von Gußkronen, Brücken und Inlays.

12. Literaturverzeichnis

1. *Ahrens, G.* und *R. Naujoks:* Vergleichende Untersuchungen an elastischen Abdruckmaterialien. Dtsch. zahnärztl. Z. 16, 472 (1961)
2. *American dental Association:* Specification No. 19 (1967), zitiert nach (165)
3. *Arnold, M., W. Pilz* und *W. Wenzel:* Untersuchungen über Paßgenauigkeit und klinische Probleme keramischer Füllungen. Zahnärztl. Welt 69, 158 + 195 (1968)
4. *Ayers, H.D., R.W. Phillips* and *A. Dell:* Detail duplication test used to evaluate elastic impression materials. J. Prosth. Dent. 10, 374 (1960)
5. *Berger, H.-J., R. Marxkors* und *H. Meiners:* Abformgenauigkeit bei ringlosen Abdrücken. Dtsch. zahnärztl. Z. 28, 1051 (1973)
6. *Bergmann, G., C.-O. Olsson, K.-A. Olsson, R. Söremark:* The vacuum effect in impression taking. Svensk Tandläk. T. 82, 735 (1969)
7. *Bergmann, H.* und *E. Körber:* Untersuchungen über neue Abdruckmaterialien für Kronen und Brücken. Dtsch. zahnärztl. Z. 21, 944 (1966)
8. *Berker, R.:* Intégration des équations du mouvement d'un fluide visqueux incompressible. – In *Flügge,* S: Handbuch der Physik Bd. VIII/2. Springer-Verlag, Berlin-Göttingen-Heidelberg 1963
9. *Bollmann, F.* und *H. Meiners:* Ringlose Abformung mit den Elastomeren. Zahnärztl. Welt 82, 443 (1973)
10. *Böttger, H.:* Erfahrungen mit Silikon-Abformmassen. Zahnärztl. Welt 63, 616 (1962)
11. *Böttger, H.:* Über die Abformung beschliffener Zahnstümpfe für Kronenarbeiten mit dem Doppelabdruckverfahren. Dtsch. Zahnärztebl. 19, 63 (1965)
12. *Braden, M.* and *J.C. Elliot:* Characterization of the setting process of Silicone dental rubbers. J. Dent. Res. 45, 1016 (1966)
13. *Braden, M.:* Characterization of the setting process of dental Polysulfide rubbers. J. Dent. Res. 45, 1065 (1966)
14. *Braden, M.:* Viscosity and consistency of impression rubbers. J. Dent. Res. 46, 429 (1967)
15. *Braden, M.:* Rheology of dental composition. J. Dent. Res. 46, 620 (1967)
16. *Braden, M., B. Causton* and *R.L. Clarke:* A Polyether impression rubber. J. Dent. Res. 51, 889 (1972)
17. *Brinkmann, E.* und *H. Brinkmann:* Rationelles Abformverfahren in der Präzisionsprothetik und für die provisorische Versorgung. Quintessenz 24, Ref. Nr. 4920 (1973)
18. *British Patent* No 1044753 (1964). ESPE Fabrik pharmazeutischer Präparate GmbH
19. *Brockhaus,* 16. Auflage, Wiesbaden 1957
20. *Brown, D.:* Factors affecting the dimensional stability of elastic impression materials. J. Dent. (Bristol) 1, 265, (1973) und Dent. Abstracts 19, 225 (1974)
21. *Castagnola, L., F. Wirz* und *K. Fenner:* Der heutige Stand der Hydrocolloid-Abformstoffe. Schweiz. Mschr. Zahnheilk. 84, 1207 (1974)
22. *Chong, M.P.* and *A.R. Docking:* Some setting characteristics of elastomeric impression materials. Australian Dent. J. 5, 295 (1969)
23. *Ciepielewski, S.J.:* Die „Waschtechnik". Quintessenz 13, Ref. Nr. 1886 (1962)
24. *Combe, E.C.* and *A.A. Grant:* The selection and properties of materials of dental practice. Brit. Dent. J. 134, 197/part 5 (1973)
25. *Custer, F., L. Updegrove* and *M. Ward:* Accuracy and dimensional stability of a Silicone rubber base material. J. Prosth. Dent. 14, 1115 (1964)
26. *Demmel, H.-J.:* Der Einfluß verschiedener Zementsorten auf den Randschluß paßgenauer Kronen. Dtsch. zahnärztl. Z. 26, 700 (1971)
27. *Deutsche Normen:* DIN 13913 Entwurf/April 1974
28. *Diennes* und *Klemm:* Theory and application of the parallel plate plastometer. J. Appl. Phys. 17, 458 (1946)
29. *Douglas, W.H., H.J. Wilson* and *J.F. Bates:* Pressures involved taking impressions. Dent. Practit. 15, 248 (1965); zitiert nach (229)
30. *Dreyer-Jörgensen, K.:* Thiokol som dentalt aftryksmateriale. Tandlaegebl. 59, 889 (1955)
31. *Dreyer-Jörgensen, K.:* Thiokol as a dental impression material. Acta odont. Scand. 14, 113 (1956)
32. *Dreyer-Jörgensen, K.:* Prüfergebnisse zahnärztlicher Gußverfahren. Dtsch. zahnärztl. Z. 13, 461 (1958)
33. *Dreyer-Jörgensen, K.:* Factors affecting the film thickness of zinc phosphat cement. Acta odont. Scand. 18, 479 (1960)

34. *Dreyer-Jörgensen, K.:* Modern elastic impression materials. Belg. Tijds. vr. Tandh. 21, 269 (1966)
35. *Dreyer-Jörgensen, K.:* Praktische Anleitungen in odontologischer Technologie für Klinik und Laboratorium. Quintessenz 18, Ref. Nr. 3036, Teil IV und XIII (1967)
36. *Dreyer-Jörgensen, K., A.L. Esbensen:* The relationship between the film thickness of zinc phosphat cement and the retention of veneer crowns. Acta odont. Scand. 26, 169 (1968)
37. *Drum, W.:* Xantopren – ein neues Abformmassen-System. Quintessenz 18, Ref. Nr. 3161 (1967)
38. *Effinger, A.:* Volumen-, Gewichts- und Elastizitätsverhalten zahnärztlicher Abdruckmassen auf Siliconbasis. Dtsch. zahnärztl. Z. 13, 256 (1958)
39. *Eichner, K.:* Der Kronenrand und das marginale Parodontium aus klinischer Sicht. Dtsch. zahnärztl. Z. 24, 741 (1969)
40. *Eichner, K.:* Abdruck oder Abformen von präparierten Zähnen? Dtsch. zahnärztl. Z. 27, 589 (1972)
41. *Eichner, K.:* Zahnärztliche Werkstoffe und ihre Verarbeitung. 3. Auflage. A. Hüthig-Verlag, Heidelberg 1974
42. *Eifinger, F.F.:* Rationelle Inlay-Präparation und Abdrucktechnik. Zahnärztl. Welt 81, 849 (1972)
43. *Eifinger, F.F. und V. Stachniss:* Die Präzision von Modellstümpfen nach thermischer Behandlung von Impregum-Abdrücken im Versilberungsbad. Zahnärztl. Welt 83, 1029 (1974)
44. *Einfeldt, H.:* Paßgenauigkeit gegossener Metallarbeiten. Dtsch. zahnärztl. Z. 24, 1087 (1969)
45. *Elborn, A. and H.J. Wilson:* Temperatures attained by impression materials in the mouth. Brit. Dent. J. 118, 80 (1965)
46. *Eyrich, M.:* Über die Vorbereitung des marginalen Parodontiums zur ringlosen Abdrucknahme bei Kronen- und Brückenersatz. Dtsch. zahnärztl. Z. 20, 392 (1965)
47. *FDI-Spezifikationen:* Zahnärztl. Mitt. 57, 223 + 285 (1967)
48. *Finger, W. und P. Lockowand:* Abform- und Modellmaterialien, eine funktionelle Einheit. Dtsch. zahnärztl. Z. 27, 620 (1972)
49. *Finger, W. und G. Maisch:* Steifigkeit von Einmal-Abdrucklöffeln. Zahnärztl. Prax. 23, 232 (1972)
50. *Finger, W.:* Der Wärmeausdehnungskoeffizient gummielastischer Abformmassen. Dtsch. zahnärztl. Z. 28, 671 (1973)
51. *Fish, S.F. and M. Braden:* Characterisation of the setting process of Alginate impression materials. J. Dent. Res. 43, 107 (1964)
52. *Franke, H.:* Lexikon der Physik, Franckh'sche Verlagsanstalt Stuttgart 1969
53. *Franz, G.:* Die elastische Rückstellung der Abformmassen und ihre Abhängigkeit von den Prüfbedingungen. Dtsch. zahnärztl. Z. 27, 604 (1972)
54. *Franz, G.:* Das Prüfen der Konsistenz bei elastomeren Abformmaterialien. Dtsch. zahnärztl. Z. 27, 665 (1972)
55. *Franz, G. und H. Ritze:* Prüfung der Verarbeitungs- und Abbindezeit bei elastischen Abformmassen. Dtsch. zahnärztl. Z. 27, 189 (1972)
56. *Franz, G.:* Möglichkeiten und Grenzen elastischer Abformmaterialien. Zahnärztl. Mitt. 65, 24 + 64 (1975)
57. *Frentzen, H.:* Methoden der Kronenstumpfabformung. Zahnärztekalender der DDR, 209 (1970); zitiert nach (40)
58. *Freudenthal, A.M. and H. Greininger:* The mathematical theory of the inelastic continuum. In *Flügge,* S. Handbuch der Physik, Band VI, Springer-Verlag, Berlin-Göttingen-Heidelberg, 1958
59. *Fuchs, P. und L. Kobes:* Untersuchungen zum Dimensionsverhalten silikonhaltiger elastischer Abformmassen. Dtsch. Zahnärztebl. 21, 218 (1967)
60. *Fuchs, P. und M. Wallner:* Abformmethoden und -materialien bei niedergelassenen Zahnärzten. Dtsch. zahnärztl. Z. 27, 584 (1972)
61. *Fuhr, K.:* Das Abformen zahnarmer und zahnloser Kiefer. Zahnärztl. Mitt. 57, 18 (1967)
62. *Gausch, K.:* Über schonende und sichere Abformung in der Inlay-, Kronen- und Brückentechnik. Öst. Z. Stomat. 65, 146 (1968)
63. *Gehre, G., C. Hässler und P. Kaplan:* Werkstoffkundliche Untersuchungen über die Eignung von Silikonpräparaten zur elastischen Zwei-Komponenten-Abformung. Dtsch. Stomat. 19, 729 (1969)
64. *Gent, A.N.:* Theory of the parallel plate viscosimeter. Brit. J. appl. Phys. 11, 85 (1960)
65. *Gerats, R.:* Dimensionsverhalten von nach einer Doppelabdruckmethode mit gummielastischen Abdruckmaterialien hergestellten Prüfkörpern. Dtsch. zahnärztl. Z. 18, 724 (1963)

66. *Gerthsen, Ch.:* Physik, ein Lehrbuch, 7. Auflage, Springer-Verlag, Berlin-Göttingen-Heidelberg 1963
67. *Gesetz über Einheiten im Meßwesen:* Bundesgesetzblatt 1969, Teil I, Nr. 55, S. 709
68. *Gilmore, W.H., R.J. Schnell* and *R.W. Phillips:* Factors influencing the accuracy of Silicone impression materials. J. Proth. Dent. 9, 304 (1959)
69. *Greve, Ch.:* Vom Zahnheilhandwerk zur Zahnheilkunde. C. Hanser-Verlag, München 1952
70. *Grimm, H.:* Geschichtliche Rückschau über die Entwicklung der französischen Zahnheilkunde, insbesondere in der Prothetik. Med. Dissertation Basel 1948
71. *Hanel, G.:* Silone. Zahnärztl. Rdsch. 64, 603 (1955)
72. *Hehring, H.:* Einbettmassen. In *Eichner* (41).
73. *Heinz, W.:* Rheologie und Rheometrie mit Rotationsviskosimetern. 2. Auflage, Springer-Verlag, Berlin 1971
74. *Heinze, D.:* Aufbau und Eigenschaften polymerer Werkstoffe. DFG – Mitteilungen, 45 (1/1971)
75. *Henkel, G.:* Zur werkstoffkundlichen Prüfung der Silikonabdruckwerkstoffe Silone, Permaflex und Lastic 55. Zahnärztl. Welt 57, 176 (1956)
76. *Henkel, G.:* Betrachtungen über Abdruckwerkstoffe für den unbezahnten Kiefer. Dtsch. zahn-ärztl. Z. 12, 1534 (1957)
77. *Hennicke, A.:* Über die werkstoffkundlichen Eigenschaften von Silikon-Abdruckmassen, unter besonderer Berücksichtigung von Lastic 55. Dtsch. Zahnärztebl. 12, 833 (1958)
78. *Hennicke, A.:* Grundsätze bei der Untersuchung zahnärztlicher Werkstoffe. Zahnärztl. Rdsch. 69, 289 (1960)
79. *Herrmann, H.W.:* Neuzeitliche Brückenprothetik und ihre weiteren Entwicklungstendenzen. Dtsch. Stomat. 20, 426 (1970)
80. *Herrmann, H.W.:* Über die Größe der Abzugskräfte bei der Abformung mit Elastomeren. Dtsch. Zahnärztebl. 25, 304 (1971)
81. *Higashi, S., S. Yasuda, K. Horie, H. Yamada* u.a.: Studies on rubber base impression materials. (Part XXI + XXII) Bulletin. Tokyo, Medical & Dental University Vol. 6 (1959)
82. *Hikl, W., H. Meiners* und *J. Vahl:* Die Wiedergabegenauigkeit des Oberflächenprofils beim Metall-guß. Dtsch. zahnärztl. Z. 28, 926 (1973)
83. *Hofmann, M.* und *K. Knoblauch:* Über den derzeitigen Stand der Abdrucktechnik bei fest-sitzendem Zahnersatz. Dtsch. Zahnärztebl. 17, 551 (1963)
84. *Hofmann, M.:* Der Korrekturabdruck (Ein neues Abdruckverfahren für festsitzenden Zahnersatz). Zahnärztl. Welt 66, 160 (1965)
85. *Hofmann, M.:* Zur Abformung von Ankerzähnen. Dtsch. zahnärztl. Z. 21, 925 (1966)
86. *Hofmann, M.:* Zur Abformung des Kronenstumpfes und das Arbeitsmodell. Dtsch. zahnärztl. Z. 22, 1288 (1967)
87. *Hofmann, M.* und *P. Ludwig:* Über das Dimensionsverhalten verschiedener Abdruckwerkstoffe im Hinblick auf ihre Eignung für das Korrekturabdruckverfahren. Dtsch. zahnärztl. Z. 23, 6 + 438 (1968)
88. *Hofmann, M.:* Abformung und Modell – Zielsetzung aus klinischer Sicht. Dtsch. zahnärztl. Z. 27, 85 (1972)
89. *Hollenback, G.M.:* A study of the physical properties of elastic impression materials. (Part III) J. Southern California State Dent. Ass. 31, 396 (1963)
90. *Holzmüller, W., K. Altenburg:* Physik der Kunststoffe. Akademie-Verlag, Berlin 1961
91. *Hosoda, H.* and *T. Fusayama:* Surface reproduction of elastic impressions. J. Dent. Res. 38, 932 (1959)
92. *Hupfauf, L.* und *C. Tokman:* Die Haftung von Alginaten am Abdrucklöffel. Dtsch. zahnärztl. Z. 21, 505 (1966)
93. *Ilg, V.K.:* Expansion – Kontraktion bei der indirekten Technik. Schweiz. Mschr. Zahnheilk. 58, 95 (1948)
94. *Ilg, V.K.:* Das Volumen von Kupferbandabdrücken in Abhängigkeit von der Zimmertemperatur. Dtsch. zahnärztl. Z. 3, 301 (1948)
95. *Ilg, V.K.:* Untersuchungen zur indirekten Technik, im besonderen zur Abdruckgenauigkeit in der indirekten Technik. Dtsch. zahnärztl. Z. 9, 1226 (1954)
96. *Ilg, V.K.:* Untersuchungen zur indirekten Technik, im besonderen zur Modelltreue. Dtsch. zahn-ärztl. Z. 10, 690 (1955)
97. *Ilg, V.K.:* Untersuchungen zur indirekten Technik
    Teil I: Dtsch. zahnärztl. Z. 14, 1305 (1959)
98. Teil II: Dtsch. zahnärztl. Z. 16, 1140 (1961)

99. *Ilg, V.K.:* Untersuchungen zum Dimensionsverhalten der Silicone Abdruckmassen (Teil I-X). Dtsch. zahnärztl. Z. 15, 1202 (1960)
100. *ISO:* Elastomeric dental impression materials. ISO/TC 106/WG 2 Doc 87, Stockholm 1971
101. *Jaeggi, S.:* Die Entwicklung der zahnärztlichen Abdruckverfahren von den Anfängen bis zur Gegenwart. Med. Dissertation Basel 1960, Keller-Verlag Winterthur
102. *Janke, G.:* Zur Frage der Beschaffenheit des individuellen Abdrucklöffels. Zahnärztl. Welt 10, 198 (1955)
102. *Janke, G.:* Zur Frage der Filmdicke von Befestigungszementen. Dtsch. zahnärztl. Z. 25, 1061 (1970)
103. *Joos, J.:* Lehrbuch der theoretischen Physik. 11. Auflage. Akademische Verlagsgesellschaft, Frankfurt/Main 1959
104. *Kaloyannides, T.M.:* Elasticity of elastomer impression materials. J. Dent. Res. 52, 439 + 719 (1973)
105. *Kaloyannides, T.M.:* Elasticity of elastomer impression materials: Breaking limit and ultimate strength. J. Dent. Res. 53, 630 (1974)
106. *Kaloyannides, T.M.* and *D.J. Kapari:* Setting time and consistency of elastomer impression materials. J. Dent. Res. 53, 653 (1974)
107. *Kaloyannides, T.M.* and *D.J. Kapari:* Mixtures of elastomer impression materials of the same group: Setting time and consistency. J. Dent. Res. 53, 657 (1974)
108. *Kaloyannides, T.M.* and *D.J. Kapari:* Mixtures of elastomer impression materials: Setting time and consistency. J. Dent. Res. 53, 809 (1974)
109. *Kaloyannides, T.M.* and *L. Christidou:* Elasticity of impression materials: Permanent deformation as a function of time. J. Dent. Res. 54, 168 (1975)
110. *Karrer, P.:* Lehrbuch der organischen Chemie. G. Thieme-Verlag, Stuttgart 1963
111. *Kimmel, K.:* Methoden und Hilfsmittel zur Kieferabformung in der zahnärztlichen Praxis. Zahnärztl. Welt 61, 139 (1960)
112. *Kimmel, K.:* Moderne Methoden der Abformung und die dazu notwendigen Hilfsmittel. Quintessenz 16, Ref. Nr. 2605 (1965)
113. *Kingrey, W.D.:* Introduction to ceramics. 4. Auflage J. Wiley & Sons, New York-London-Sidney 1967
114. *Klages, F.:* Chemische Reaktionen; in: Chemie, Fischer Bücherei GmbH, Frankfurt 1968
115. *Knoblauch, M.:* Erfahrungen mit der Doppelabdruckmethode (Korrekturabdruck). Dtsch. zahnärztl. Z. 21, 169 (1966)
116. *Körber, E.* und *K. Fischer:* Über den Einfluß verschiedener Abformverfahren auf das Schleimhautprofil des Kiefertegumentes im Oberkiefer. Dtsch. zahnärztl. Z. 14, 479 (1959)
117. *Körber, E.* und *K. Lehmann:* Vergleichende Untersuchungen bei Abdruckmaterialien für Kronen und Brücken. Dtsch. zahnärztl. Z. 24, 791 (1969)
118. *Krebs, R.* und *H. Marx:* Meßtechnische Probleme der Oberflächenreproduktion von Abformmaterialien. Dtsch. zahnärztl. Z. 27, 610 (1972)
119. *Landt, H.:* Ein neues Abdruckmaterial zur Abdrucknahme einzelner präparierter Stümpfe, die mit „Goldkonstruktionen" versehen werden sollen. Dtsch. Zahnärztebl. 22, 16 (1968); Übersetzung aus: Odont. Foren. Tidskr. 30, Heft 4 (1966)
120. *Lautenschlager, E.P.* u.a.: Elastic recovery of Polysulfide base impressions. J. Dent. Res. 51, 773 (1972)
121. *Lehmann, K.* und *G. Lange:* Vergleichende Untersuchungen über Modellmaterialien für Kronen und Brücken. Dtsch. zahnärztl. Z. 28, 819 (1973)
122. *Lenz, E.* und *D. Welker:* Untersuchungen der physikalischen Eigenschaften und des Formverhaltens von Silikonmassen und -abformungen. Dtsch. Stomat. 19, 487 (1969)
123. *Liedgren, P.:* Enkel prövning av ett nytt gummilikande avtrycksmaterial. Odont. Fören. Tidskr. 30, 187 (1966)
124. *Liedgren, P.:* Prövning av modifierad Xirux. Odont. Fören. Tidskr. 30, Heft 4 (1966)
125. *Mac Pherson, G.W., R.G. Craig* and *F.A. Peyton:* Mechanical properties of hydrocolloid and rubber base impression materials. J. Dent. Res. 46, 714 (1967)
126. *Mansfield, M.A.* and *H.J. Wilson:* Elastomeric impression materials. Brit. Dent. J. 132, 106 (1972)
127. *Mansfield, M.A.* and *H.J. Wilson:* A new method for determining the tension set of elastomeric materials. Brit. Dent. J. 135, 101 (1973)
128. *Marxkors, R.:* Moderne Abdruckmaterialien. Dtsch. Zahnärztebl. 20, 516 (1966)
129. *Marxkors, R.:* Funktionsabformung mit Xantopren-function. Dtsch. zahnärztl. Z. 25, 58 (1970)

130. *Marxkors, R.:* Werkstoffe in der zahnärztlichen Praxis. J.A. Barth-Verlag, Frankfurt/Main 1972
131. *Marxkors, R., H. Meiners* und *Th. Mende:* Einfluß von Temperatur und Dosierung auf die Vernetzungsgeschwindigkeit elastomerer Abformmaterialien. Dtsch. zahnärztl. Z. 29, 810 (1974)
132. *Marxkors, R.:* Private Mitteilung
133. *McGregor, R.R., A.D. Chipman* and *R.R. Maneri:* Silicone rubber as dental impression materials. J. Dent. Res. 37, 93 (1958)
134. *McLean, J.W.:* Silicone impression materials. Brit. Dent. J. 104, 441 (1958)
135. *McLean, J.W.:* Physical properties influencing the accuracy of Silicone and Thiocole impression materials. Brit. dent. J. 110, 85 (1961)
136. *Meiners, H.:* Einige grundsätzliche Betrachtungen über Volumeneffekte im Zusammenhang mit Abbindevorgängen. Zahnärztl. Welt 82, 270 (1973)
137. *Meiners, H.:* Grundsätzliches zur Volumenänderung. Zahnärztl. Welt 82, 438 (1973)
138. *Meiners, H.:* Temperatureffekte. Zahnärztl. Welt 82, 448 (1973)
139. *Meiners, H.* und *H.H. Schulz:* Einsetzen und Zementfuge. Zahnärztl. Welt 82, 495 (1973)
140. *Meyer, E.:* Kritik an der ADA-Spezifikation Nr. 19 für elastomere Abformmaterialien. Dtsch. zahnärztl. Z. 27, 662 (1972)
141. *Meyer, H.* und *H. Uhlig:* Über die sogenannte Abdruckschärfe. Dtsch. zahnärztl. Z. 12, 1544 (1957)
142. *Meyer, H.:* Über das Verhalten der Abformmassen gegenüber dem Mundspeichel. Dtsch. zahnärztl. Z. 17, 31 (1962)
143. *Meyers* Lexikon der Technik und der exakten Naturwissenschaften. Bibliographisches Institut, Mannheim-Wien-Zürich 1970
144. *Michaeli, K.:* Abformung mit Ring. Zahnärztl. Welt 82, 440 (1973)
145. *Mierau, H.-D.:* Beitrag zum Metallringproblem bei der indirekten Methode. Zahnärztl. Prax. 16, 131 (1955)
146. *Miller, N.* and *G.E. Myers:* Silicone impression materials. J. Prosth. Dent. 12, 951 (1962)
147. *Myers, G.E.* and *F.A. Peyton:* Clinical and physical studies of the Silicone rubber materials. J. Prosth. Dent. 9, 315 (1959)
148. *Myers, G.E.* and *D.G. Stockmann:* Factors, that affect the accuracy and dimensional stability of the mercaptan rubber base impression materials. J. Prosth. Dent. 10, 525 (1960)
149. *Noll, W.:* Stand der Entwicklungen und Anwendungen von Siliconen. Haus der Technik, Essen. Vortragsveröffentlichungen Nr. 242 (Febr. 1970)
150. *Östlund S.G.:* Some properties of rubber base materials. Odont. Tidskr. 65, 94 (1958)
151. *Paffenbarger, G.C.* and *N.W. Rupp:* Resarch techniques used in evaluating dental materials. J. Amer. Dent. Ass. 86, 643 (1973)
152. *Pantke, H.:* Praktische Hilfsmittel und ihre Anwendung bei der direkten und indirekten Herstellung des Inlays. Dtsch. Zahnärztebl. 20, 231 (1966)
153. *Parker, W.T.* and *T.M. Cooper:* The quadrant approach to full-arch impression. J. Amer. Dent. Ass. 77, 838 (1968)
154. *Pearson, S.L.:* A new elastic impression material. Brit. Dent. J. 99, 72 (1955)
155. *Pfannenstiel, H.:* Vergleichende Untersuchungen von Abformmaterialien aus der Sicht des Dental-Labors. Dental-Labor 25, Heft 4, S. 19 (1970)
156. *Pfannenstiel, H.:* Das Abformproblem aus der Sicht des zahntechnischen Labors. Dtsch. zahnärztl. Z. 27, 579 (1972)
157. *Pinto, F.E.:* Los Mercaptanos y las Siliconas. R.A.O.A. 48, 284 (1960)
158. *Plischka, G.* und *F. Sorger:* Über Fehlerquellen verschiedener Abdruckverfahren in der Praxis. Öst. Z. Stomat. 67, 207 (1970)
159. *Pohlmann, B.:* Experimentelle Untersuchungen über das lagerzeitabhängige Dimensionsverhalten der silikonhaltigen Abdruckmassen Optosil und Xantopren-blau, verwendet im Korrekturabdruckverfahren. Med. Dissertation Münster 1969
160. *Rasche, K. R.:* Private Mitteilung
161. *Redtenbacher, K.:* Subgingivale Präzisionsabformung durch Rationalisierung des Stumpfabdruckes im Sinne der Automation. Quintessenz 18, Ref. Nr. 3178 (1967)
162. *Rehberg, H.J.:* Bewährte Abformmittel. Dtsch. Zahnärztebl. 21, 58 (1967)
163. *Rehberg, H.J.:* Zusammenhänge zwischen Eigenschaften und klinischer Anwendung elastomerer Abformmassen. Dtsch. Zahnärztebl. 23, 61 (1969)
164. *Rehberg, H.J.:* Elastomere Abformmassen. Schweiz. Mschr. Zahnheilk. 80, 1007 (1970)
165. *Rehberg, H.J.:* Die Quintessenz der zahnärztlichen Abformmaterialien. Verlag „Die Quintessenz", Berlin 1971

166. *Rehberg, H.J.:* Exakter Randschluß – was ist das? Dtsch. zahnärztl. Z. 26, 696 (1971)
167. *Rehberg, H.J.:* Probleme der Normung der Abformmaterialien. Dtsch. zahnärztl. Z. 27, 593 (1972)
168. *Rehberg, H.J.:* Composite Filling Materials. Zahnärztl. Mitt. 63, 159 (1973)
169. *Rehberg, H.J.* und *H. Schwickerath:* Der Stand unserer Kenntnisse über die elastomeren Abformmaterialien. Dtsch. zahnärztl. Z. 29, 382 (1974)
170. *Reisbick, M.H.:* Effect of viscosity on the accuracy and stability of elastic impression materials. J. Dent. Res. 52, 407 (1973)
171. *Reisbick, M.H.* and *J. Matyas:* The accuracy of highly filled elastomeric impression materials. J. Prosth. Dent. 33, 67 (1975)
172. *Ritze, H.:* Elastische Abdruckmaterialien für Kronen- und Brückenarbeiten. Zahnärztl. Welt 66, 156 (1965)
173. *Ritze, H.:* Untersuchungen elastischer Abdruckmassen. Dental-Labor 22, 779 (1974)
174. *Römpp, H.:* Chemie Lexikon. Franckh'sche Verlagsbuchhandlung, Stuttgart 1973
175. *Rosenstiel, E.:* Rubber base elastic impression materials. Brit. Dent. J. 98, 392 (1955)
176. *Runge, F.:* Einführung in die Chemie und Technologie der Kunststoffe. Akademie-Verlag, Berlin 1963
177. *Saffari:* Med. Dissertation Münster, in Vorb.
178. *Sattleger, H.:* Eigenschaften und Anwendung von kaltvulkanisierbarem Silikonkautschuk. Haus der Technik, Essen. Vortragsveröffentlichungen Nr. 242 (Febr. 1970)
179. *Sawyer, H.F.:* Accuracy of casts produced from seven rubber impression materials. J. Amer. Dent. Ass. 87, 126 (1973)
180. *Sawyer, H.F.* u.a.: Accuracy of casts produced from the three classes of elastomer impression materials. J. Amer. Dent. Ass. 89, 644 (1974)
181. *Schnell, R.J.* and *R.W. Phillips:* Dimensional stability of rubber base impressions and certain other factors affecting accuracy. J. Amer. Dent. Ass. 57, 39 (1958)
182. *Schulz, H.H.:* Private Mitteilung
183. *Schurz, J.:* Einführung in die Struktur-Rheologie. Berliner Union & Kohlhammer, Stuttgart 1974
184. *Schwickerath, H.:* Das Fließverhalten von Alginatabformmaterialien. Dtsch. zahnärztl. Z. 25, 553 (1970)
185. *Schwickerath, H.:* Grundsätzliches zur Abformung und zu den Abformmaterialien. Dtsch. zahnärztl. Z. 27, 91 (1972)
186. *Schwickerath, H.:* Zur Prüfung der Form- und Wiedergabegenauigkeit von Abformmaterialien. Dtsch. zahnärztl. Z. 27, 478 (1972)
187. *Schwickerath, H.:* Zur Form- und Wiedergabegenauigkeit elastomerer Abformmaterialien. Dtsch. zahnärztl. Z. 27, 616 (1972)
188. *Schwickerath, H.:* Zur Definition der Begriffe Verarbeitungszeit und Abbindezeit. Zahnärztl. Welt 81, 105 (1972)
189. *Schwickerath, H.:* Zur Zugprüfung von Abformmaterialien. Dtsch. zahnärztl. Z. 30, 200 (1975)
190. *Schwindling, R.:* Die Abdruckgenauigkeit der neuen gummiartigen Abdruckmassen Permaflex, Permlastic und Plastodent in Verbindung mit den Modellgipsen Moldano und Duroc. Zahnärztl. Rdsch. 64, 219 (1955)
191. *Schwindling, R.:* Indirekte Bestimmung des Dimensionsverhaltens von Silicon-Abdruckmassen. Stoma (Heidelb.) 13, 121 (1960)
192. *Schwindling, R.:* Abformmaterialien und Methoden für Kronen und Brückenersatz. Zahnärztl. Welt 66, 423 (1965)
193. *Schwindling, R.:* Die Abformung mit silikonhaltigen Abformmassen. Dtsch. zahnärztl. Z. 21, 930 (1966)
194. *Schwindling, R.:* Ergänzungsabdruck für Kronen und Brücken. Quintessenz 20, Ref. Nr. 3789 (1969)
195. *Schwindling, R.:* Das Messen von Dimensionsveränderungen an elastomeren Abformwerkstoffen. Dtsch. zahnärztl. Z. 25, 710 (1970)
196. *Schwindling, R.:* Maßnahmen zur Vermeidung der Abbindekontraktion des Abformwerkstoffes Impregum. Dtsch. zahnärztl. Z. 25, 899 (1970)
197. *Schwindling, R.:* Lineare Dimensionsänderungen elastomerer Silikonstoffe für das Doppelabdruckverfahren. Zahnärztl. Welt 79, 771 (1970)
198. *Schwindling, R.:* Thermische Korrektur der Volumenänderung eines Silikonabformstoffes. Quintessenz 22, Ref. Nr. 4382 (1971)

199. *Sears, A. W.:* Hydrocolloid technic for inlays and fixed bridges. Dent. Dig. 43, 230 (1937); zitiert nach (21).
200. *Skinner, E.W. and E.N. Cooper:* Desirable properties and use of rubber impression materials. J. Amer. Dent. Ass. 51, 523 (1955)
201. *Spang, H.:* Erfahrungen beim Abformen von Kronenstümpfen mit gummielastischen Massen. Zahnärztl. Welt 79, 517 + 549 + 589 (1970)
202. *Spang, H.:* Über die Problematik subgingivaler Abformungen mit gummielastischen Massen. Quintessenz 23, Ref. Nr. 4571 (1972)
203. *Stähle, G.:* Eine rationelle Methode zur Abformung von Kronenstümpfen bei gleichzeitiger provisorischer Stumpfversorgung. Dtsch. Zahnärztebl. 21, 341 (1967)
204. *Stahl, E.:* Präzise Abdrücke nach dem Doppelabdruckverfahren speziell für stufenlose Präparation und Herstellung exakter Modelle für indirekte Kronen-, Brücken- und Inlayarbeiten. Dtsch. Zahnärztebl. 10, 46 (1956)
205. *Stahl, E.:* Präzise Abdrücke nach dem Ring-Silicon-Siliconabdruckverfahren speziell für Stufenpräparationen und Herstellung exakter Modelle für indirekte Kronen-, Brücken- und Inlayarbeiten. Dtsch. Zahnärztebl. 11, 264 (1957)
206. *Stavermann, A.J. und F. Schwarzl:* Linear deformation behavior of high polymers. Buchbeitrag in (209)
207. *Stein, H. und D. Zschiesche:* Zur Frage des Einflusses von Abform- und Löffelmaterial auf die Genauigkeit des Arbeitsmodelles Dtsch. Stomat. 8, 470 (1958)
208. *Strömgren, H.:* Die Zahnheilkunde im achtzehnten Jahrhundert. Verlag Levin & Munksgaard, Kopenhagen 1935
209. *Stuart, H.A.:* Die Physik der Hochpolymere, Band 4. Springer-Verlag, Berlin-Göttingen-Heidelberg 1956
210. *Stüben, J.:* Die Gußfüllung. Dtsch. Zahnärztebl. 14, 43 (1960)
211. *Stüben, J. und W.F. Hoppe:* Über die Verwendung gummielastischer Materialien bei der indirekten Methode zur Herstellung von Gußfüllungen. Dtsch. zahnärztl. Z. 16, 716 (1961)
212. *Stüben, J.:* Vergleichende Untersuchungen an modernen, in der Odonto-Stomatie verwendeten elastischen Abdruckmaterialien. Schweiz. Mschr. Zahnheilk. 73, 1012 (1963)
213. *Stüwe, H.-P.:* Einführung in die Werkstoffkunde. Hochschultaschenbücher-Verlag, Mannheim-Wien-Zürich 1969
214. *Treloar, L.R.:* The structure and mechanical properties of rubberlike materials. Buchbeitrag in (209)
215. *Ullmann:* Enzyklopädie der technischen Chemie XIV. Urban & Schwarzenberg, München-Berlin 1963
216. *Ulmer, E.:* Wesentliche Einzelheiten beim Korrekturabdruck. Quintessenz 20, Ref. Nr. 3752 (1969)
217. *Vacek, M.:* Detailabdruck des Zahnstumpfes ohne Kupferring. Dtsch. Stomat. 13, 713 (1963)
218. *Vacek, M.:* Dentaflex – eine tschechoslovakische Silikon-Abformmasse. Dtsch. Stomat. 15, 355 (1965)
219. *Vacek, M.:* Nochmals über Dentaflex-Abformpaste. Dtsch. Stomat. 17, 832 (1967)
220. *Vieira, D.F.:* The forces that oppose the withdrawel of impressions. J. Prosth. Dent. 10, 536 (1960)
221. *Viohl, J.:* Verarbeitungszeit und Abbindezeit elastomerer Abformwerkstoffe. Dtsch. zahnärztl. Z. 27, 598 (1972)
222. *Voss, R.:* Über die Abdruckgenauigkeit. Dtsch. zahnärztl. Z. 15, 1066 (1960)
223. *Voss, R.:* Rationalisierung der Überkronung von Zähnen. Dtsch. zahnärztl. Z. 21, 454 (1966)
224. *Voss, R.:* Abformung und Modell – praktische Forderungen und wissenschaftliche Grundlagen. Dtsch. zahnärztl. Z. 27, 96 (1972)
225. *Weikart, P.:* Zum Thema Präzisionsguß. Zahnärztl. Welt 10, 90 (1955)
226. *Weikart, P.:* Grenzen und Prüfung der Gußgenauigkeit. Dtsch. zahnärztl. Z. 12, 897 (1957)
227. *Weißkopf, J., H. Frentzen und U. Schönherr:* Untersuchungen zur Abformung von Kronenstümpfen mit Hilfe des Doppelabdruckverfahrens. Dtsch. Stomat. 17, 39 (1967).
228. *Wilson, H.J. and D.C. Smith:* The bonding of alginate impression materials on impression trays. Brit. Dent. J. 115, 291 (1963)
229. *Wilson, H.J.:* Elastomeric impression materials. Brit. Dent. J. 121, 277+322 (1966)
230. *Wilson, H.J.:* Some properties of alginate impression materials relevant to clinical practice. Brit. Dent. J. 121, 463 (1966)
231. *Wilson, H.J.:* A method of assessing the setting characteristics of impression materials. Brit. Dent. J. 117, 536 (1964)